HILFE AUS EIGENER KRAFT

Die Probleme selbst in die Hand nehmen, die Herausforderungen des Lebens besser meistern: Fachleute aus Psychotherapie und Beratung geben Wissen, Rat und Lösungsvorschläge aus ihrer Erfahrung weiter – kompetent, verständlich und praxisnah.

Alle Bücher aus der Reihe ›Hilfe aus eigener Kraft‹ finden Sie unter: www.klett-cotta.de/lebenshilfe

ANDREA BRACKMANN
KATHARINA JÄNICKE

Long Covid und Chronisches Erschöpfungssyndrom lindern

Das Pacing-Selbsthilfebuch

Klett-Cotta

Die digitalen Zusatzmaterialien haben wir zum Download auf www.klett-cotta.de bereitgestellt. Geben Sie im Suchfeld auf unserer Homepage den folgenden Such-Code ein: **OM86085**

MIX
Papier | Fördert gute Waldnutzung
FSC® C014496

Klett-Cotta
www.klett-cotta.de

Cover: Weiß-Freiburg GmbH, Freiburg
unter Verwendung einer Abbildung von
Angelina Bambina / iStock by Getty Images
Gesetzt in den Tropen Studios, Leipzig
Gedruckt und gebunden von GGP Media GmbH, Pößneck
ISBN 978-3-608-86085-6
E-Book ISBN 978-3-608-12268-8
PDF-E-Book ISBN 978-3-608-20662-3
Audio Download ISBN 978-3-608-86086-3

Dritte Auflage, 2024

Bibliografische Information der Deutschen Nationalbibliothek
Die Deutsche Nationalbibliothek verzeichnet diese Publikation
in der Deutschen Nationalbibliografie; detaillierte bibliografische
Daten sind im Internet über http://dnb.d-nb.de abrufbar

... and when we crash we disappear
so you never see us at our worst.

JENNIFER BREA

Inhalt

Einleitung

Wenn Sie dieses Buch in den Händen halten, haben Sie vermutlich schon einen längeren Leidensweg hinter sich. Sie sind vielleicht schon lange schwer krank, haben viele Ärzt:innen aufgesucht, zahlreiche Untersuchungen durchführen lassen und einige Behandlungen ausprobiert. Sicher haben Sie auch viel im Internet recherchiert und nach Ursachen Ihrer Erkrankung gesucht. Möglicherweise sind Sie irgendwann durch Zufall auf die Begriffe »Chronisches Erschöpfungssyndrom« (ME/CFS), »Long Covid« oder »Post Covid« gestoßen. Oder Sie haben bereits eine gesicherte Diagnose erhalten, warten aber verzweifelt auf eine geeignete Therapie.

Uns, den beiden Autorinnen dieses Buches, erging es ebenso: Wir wissen, was es heißt, über viele Jahre so krank zu sein, dass man das Haus kaum noch verlassen kann, chronische Schmerzen hat und einen Großteil des Tages im Liegen verbringen muss. Wir wissen, was es heißt, ständig auf Hilfe von anderen angewiesen zu sein. Wir wissen auch, was es bedeutet, geistige und körperliche Aktivitäten und soziale Kontakte auf ein Minimum beschränken zu müssen: Ein Telefonat mit einem:r Freund:in, das etwas zu lange dauert, Duschen und gleichzeitig Haarewaschen, ein gutes Essen kochen – das alles kann zu tagelangen Schmerzen und extremer Schwäche führen.

Wir kennen auch die quälende Unsicherheit darüber, welche genauen Ursachen unsere Erkrankung hat und keine Ärzt:innen zu finden, die helfen können. Wir leiden beide an postviralem ME/CFS, Andrea Brackmann seit elf Jahren, Katharina Jänicke bereits seit früher Jugend.

Vielleicht haben auch Sie mit der Zeit notgedrungen versucht, selbst herauszufinden, welche Hilfen und Therapiemöglichkeiten es für Ihre Erkrankung gibt, sich im Netz mit anderen Betroffenen ausgetauscht oder die Forschung zu ME/CFS und Long Covid in anderen Ländern verfolgt. Und vielleicht haben Sie sich auf diese Weise bereits einiges an Wissen angeeignet, sind so selbst zum Experten oder zur Expertin Ihrer Krankheit geworden und versuchen, sie in Eigenregie zu managen, so gut es eben geht. Dies ist auch bei uns, den Autorinnen, der Fall. Als Psychologin und Erziehungswissenschaftlerin verfügen wir über medizinische Grundkenntnisse, sind aber keine ausgebildeten Medizinerinnen. Durch langjährige Recherchen und eigene Erfahrungen mit postviralen Syndromen haben wir uns jedoch im Laufe der Zeit ebenfalls gewissermaßen zu »Expertinnen« entwickelt. Das Wissen, das wir über viele Jahre gesammelt haben, möchten wir hier nun mit anderen Erkrankten teilen.

Das Buch richtet sich also in erster Linie an die Betroffenen selbst. Es ist aber ebenso für Ärzt:innen, Pflegekräfte, Psychotherapeut:innen und andere Aktive im Gesundheitswesen nützlich.

Der Inhalt basiert auf neuesten wissenschaftlichen Theorien und Erkenntnissen. Die Lektüre ersetzt jedoch keine ärztliche Untersuchung, Diagnose und Behandlung.

Für Schwerstkranke, die vollständig bettlägerig und konstant auf Pflege angewiesen sind, sind unsere Ausführungen leider nur sehr bedingt geeignet. Dies gilt auch für die spezielle Problematik erkrankter Kinder. Zu beiden Themen finden Sie Hinweise im Anhang.

Herzstück dieses Buches ist das Pacing-Selbsthilfebuch. Es wurde von Katharina Jänicke (M. A. Clinical Casework) auf Basis langjähriger Recherchen sowie der Online-Beratung zahlreicher Betroffener entwickelt. Alle Arbeitsblätter, die in diesem Buch angeführt sind, stehen für den Download auf der Verlagswebsite unter Eingabe des entsprechenden Codes (siehe S. 4) zur individuellen Bearbeitung zur Verfügung. Die Pacing-Methode ist keine Therapie im eigentlichen Sinn und verspricht keine Heilung, ist jedoch ein elementarer Baustein zum besseren Umgang mit postviralen Erkrankungen. Die Betroffenen fühlen sich oft allein gelassen und ratlos – die Pacing-Methode hilft, ein Gefühl der Kontrolle zurückzugewinnen und selbst aktiv an einer Verbesserung mitwirken zu können.

Im ersten Teil des Buches wollen wir versuchen, ein wenig Klarheit zum aktuellen Stand von Definitionen, Diagnosekriterien und Forschung zu schaffen. Da momentan in Deutschland und weltweit – endlich! – zahlreiche Forschungsprojekte zu Long/Post Covid und ME/CFS anlaufen, sind unsere Ausführungen vorläufiger Natur, vieles kann sich in absehbarer Zeit ändern.

Im dritten Teil werden psychologische Strategien und mentale Techniken vorgestellt, die zusätzlich helfen sollen, besser mit der Krankheit umzugehen. Man spricht hier vom sogenannten »Coping«. Während beim Pacing das Haushalten mit der physischen Energie im Vordergrund steht, handelt es sich beim Coping um das Erlernen von Methoden zur besseren Bewältigung der seelischen Belastungen durch die Krankheit. Es geht dabei keinesfalls darum, die Schwere der Erkrankung zu relativieren und die Verantwortung für deren Bewältigung allein in die Hände der Betroffenen zu legen. Sie sollen sich keineswegs mit ihrer Situation abfinden. Wir unterstützen ausdrücklich sämtliche Forderungen von Patientenorganisationen, wie z. B. der Deutschen Gesellschaft für ME/CFS oder Fatigatio e. V., nach angemessener und umfassender medizinischer Versorgung. Solange postvirale Syndrome jedoch als nicht heilbar gelten, soll dieses Buch als Kompass und stützender Begleiter dienen.

Teil I
Eine Krankheit mit vielen Gesichtern

1 Was ist Long Covid und ME/CFS?

1.1 Begriffsdschungel

Schon allein die Vielzahl an Bezeichnungen der beiden Krankheitsbilder, um die es hier gehen soll, zeigt, wie vielfältig sie in Erscheinung treten und wieviel Unklarheit darüber noch besteht.

Von *Long Covid* spricht man strenggenommen, wenn über einen Zeitraum von vier bis acht Wochen nach der akuten Corona-Infektion noch deutliche Beschwerden bestehen. Werden diese chronisch und bestehen über Monate oder Jahre, spricht man von *Post Covid*. Allerdings ist der Begriff »Long Covid« seit einiger Zeit in den allgemeinen Sprachgebrauch übergegangen und wird sowohl von Patientenverbänden als auch von manchen Fachleuten verwendet. Daher haben wir uns im Titel unseres Buches und im Text für diesen Begriff entschieden.

Laut Robert-Koch-Institut (RKI) ist »Long Covid« der Überbegriff für beide Krankheitsformen. Vor kurzem wurde jedoch »Post Covid« als eigenständige Erkrankung in das *Internationale Handbuch zur Klassifikation von Krankheiten und Gesundheitsproblemen* (ICD-10) unter der Bezeichnung *Post-Covid-19-Zustand* aufgenommen (Diagnoseschlüssel U 09.9). In der Fachwelt scheint sich wiederum zunehmend die Formulierung *Post-Covid-Syndrom* (PCS) durchzusetzen.

Mit der Bezeichnung *ME/CFS* verhält es sich nicht viel anders: Manche sprechen vom *Chronischen Erschöpfungssyndrom*, manche vom *Chronischen Fatigue-Syndrom* oder *Chronic Fatigue*, andere von *Myalgischer Enzephalomyelitis*, d.h. von entzündlichen Prozessen im zentralen Nervensystem. Im ICD-10 fand man bis 2022 die Bezeichnung *Chronisches Müdigkeitssyndrom*, das unter neurologischen Erkrankungen geführt wird.

Die etwas verwirrenden Begrifflichkeiten spiegeln nicht nur die äußerst langsamen Fortschritte in der Forschung zu ME/CFS wider, sondern auch den jahrelangen Kampf vieler Patientenorganisationen um eine zutreffende Bezeichnung ihrer oft schweren Erkrankung, die mit

»Müdigkeit« oder »Erschöpfung« nicht einmal annähernd umschrieben ist.

Seit einer Änderung im Jahr 2023 lautet die Diagnose in der deutschen Übersetzung des ICD-10 nun: *Chronisches Fatigue-Syndrom* bei Immundysfunktion. Eingeschlossen sind die Diagnosen Myalgische Enzephalomyelitis (ME) und Postvirales (chronisches) Müdigkeitssyndrom (Code 93.3). Im kommenden ICD-11 ist wiederum vom *Postviralen Fatigue-Syndrom* die Rede (Code 8E49). Im Titel haben wir uns nach reiflicher Überlegung für den gängigsten und am besten bekannten Begriff entschieden, um auch diejenigen Betroffenen anzusprechen, die die Fachbegriffe noch nicht kennen. Da sich jedoch im medizinischen und gesundheitspolitischen Bereich die Bezeichnung ME/CFS immer mehr durchsetzt und sie uns am zutreffendsten erscheint, möchten wir sie hier im Buch verwenden.

Auch die Erscheinungsformen der Erkrankungen selbst sind vielfältig, wechselhaft und oft schwer in eine einzelne Kategorie zu fassen. Bei Long Covid werden etwa 20 verschiedene Symptome beschrieben, bei ME/CFS sind es rund 30. Mal ist der Beginn abrupt, mal schleichend. Es gibt in beiden Fällen milde, moderate und schwere Formen. Mal ist der Auslöser eindeutig, mal bedarf es einer langen Suche danach. Mal dauern die Erkrankungen einige Monate, mal Jahre oder sogar Jahrzehnte. Manche Patient:innen berichten von längeren besseren Phasen, bei anderen verschlechtert sich das Befinden im Laufe der Zeit kontinuierlich. Bei den einen steht mehr eine schwere Erschöpfung im Vordergrund, bei anderen mehr eine Schmerzsymptomatik.

Beide Erkrankungen haben jedoch eines gemeinsam: Sie treten in aller Regel nach der Infektion mit einem Virus auf. Vereinfachend könnte man sie daher unter dem Begriff »postvirale Syndrome« zusammenfassen (Kedor et al. 2022).

1.2 Langzeitfolgen einer Virusinfektion

Endlich ist der Infekt überstanden, man hat viele Tage im Bett verbracht, hatte Fieber, Husten und Schnupfen, Kopf- und Gliederschmerzen und konnte nicht arbeiten. Man fühlt sich noch etwas schlapp, aber allmählich geht es besser. Endlich kann man wieder aktiv sein und zur Arbeit gehen, vieles ist liegengeblieben. Nach dem ersten Arbeitstag fühlt man sich noch abgeschlagen und müde, der Kopf dröhnt. Wahrscheinlich ist der Infekt doch noch nicht ganz auskuriert, es dauert einfach noch ein paar Tage. Am Ende der Arbeitswoche ist man jedoch so erschlagen und kaputt, dass man zwei Tage nur auf dem Sofa liegen und schlafen kann. Wohl oder übel muss man sich nochmals krankschreiben lassen, um den Infekt wirklich in Ruhe auszukurieren. Nach einer weiteren Woche zu Hause ist man nun wirklich erholt, geht wieder arbeiten, treibt Sport, trifft Freunde. Doch schon nach wenigen Tagen erlebt man einen Zusammenbruch aller Kräfte.

Postinfektiöse Folgeerkrankungen gibt es schon seit langer Zeit, sie sind aber bislang kaum erforscht. Sie können nach Influenza-Infekten, Herpes-Infekten, Eppstein-Barr-Infekten (EBV), einer gewöhnlichen Erkältung oder nach einem Covid-Infekt auftreten (Jason et al. 2021). Seit die Häufigkeit solcher Syndrome im Zuge der Covid-19-Pandemie stark zugenommen hat, sind sie oftmals Thema in den Medien, und die medizinische Forschung wird darauf aufmerksam. Von Long Covid sind schätzungsweise rund fünf Millionen Menschen betroffen, vom Chronischen Fatigue-Syndrom zwischen 250.000 und 400.000. Bei beiden Erkrankungen geht man von einer hohen Dunkelziffer aus, da die Betroffenen ihre Beschwerden oft gar nicht mit dem Coronavirus oder anderen Viren in Zusammenhang bringen und von Ärzten häufig Fehldiagnosen oder gar keine Diagnose erhalten. Angesichts dieser hohen Zahlen sind die wenigen Fachambulanzen nach eigenen Angaben hoffnungslos überlaufen. Daher hat der Deutsche Bundestag im Januar 2023 erstmals Maßnahmen zur Versorgung von Long Covid- und ME/CFS-Erkrankten beschlossen.

Es ist wie ein schwerer Infekt, der einfach nicht mehr aufhört – so fassen es viele Patient:innen zusammen. Die akute Infektion ist vorüber, aber man bleibt weiterhin krank. Man spricht hier vom Status »kranke Genesene«.

»Vor dem Corona-Infekt habe ich Leistungssport gemacht, jetzt komme ich kaum mehr eine Treppe hoch«, beschreibt es eine junge Patientin. »Ich kann nicht mehr arbeiten und mich kaum um meine Familie kümmern«, erzählt ein Vater mit ME/CFS, »ich war immer topfit und hätte nie gedacht, dass ich schon mit 34 Jahren auf Hilfe angewiesen sein würde.« »Ich fühle mich seit Jahren, als hätte ich immer noch eine schwere Grippe«, sagt eine Verkäuferin, ebenfalls an ME/CFS erkrankt. Eine Studentin, die seit knapp zwei Jahren an Long Covid leidet, berichtet: »Das Highlight meines Tages ist, wenn ich mich zum Essen eine halbe Stunde aufrecht hinsetzen und fernsehen kann.«

1.3 Gemeinsamkeiten und Unterschiede

Die führende Expertin für ME/CFS in Deutschland, Professorin Carmen Scheibenbogen, dokumentierte als eine der ersten, dass ME/CFS in den meisten Fällen nach einem Virusinfekt auftritt. Seit der Covid-Pandemie weist sie auch auf die Übereinstimmungen zwischen ME/CFS und Long Covid hin. Im ICD-10 ist unter der Diagnose Post-Covid das Chronische Fatigue-Syndrom seit Kurzem eingeschlossen.

Die wesentliche Gemeinsamkeit beider Syndrome besteht in einer schwerwiegenden, lähmenden körperlichen und mentalen Erschöpfung, die durch jegliche Aktivität verstärkt werden kann. Dies ist nicht zu vergleichen mit der gewöhnlichen Erschöpfung, die wir alle nach einem anstrengenden Tag, intensivem sportlichen Training oder einigen stressigen Wochen empfinden. »In der ersten Zeit lag ich im Bett und fühlte mich so schwach, dass ich meinte, nie wieder aufstehen zu können«, beschreibt es eine ME/CFS-Patientin. Aus voller Gesundheit sind zuvor fitte und aktive Menschen plötzlich nicht mehr in der Lage, einen Einkauf oder einen kleinen Spaziergang zu bewältigen. Manche können das Haus kaum noch verlassen, müssen viel liegen und brauchen Hilfe im Haushalt. Einige sind ans Bett gefesselt und auf Pflege angewiesen. Dies kann ältere Menschen ebenso betreffen wie Kinder, Jugendliche und junge Erwachsene. Zur Erschöpfung und eingeschränkten Belastbarkeit kommen bei beiden Krankheitsbildern Symptome wie Kopf- und Gliederschmerzen, grippeähnliche Beschwerden, Übelkeit, Schwindel, Denkstörungen, Schlafstörungen, dauerhaft erhöhter Puls (Tachykardie) und Herzstolpern (Palpitationen) hinzu.

Es gibt jedoch auch einige Unterschiede: Charakteristisch für Long Covid sind etwa Störungen des Geruchs- und Geschmacksinnes, anhaltender Husten oder Atemnot, Druckgefühl im Brustkorb, Organschäden (z. B. an Herz, Lunge oder Nieren) und Haarausfall.

Bei ME/CFS steht häufig die sogenannte *Post-Exertional Malaise* (PEM) im Vordergrund, eine deutliche Zunahme aller Krankheitssymptome nach geringer Belastung. Auch der sogenannte »Brain Fog«, das Gefühl von dichtem Nebel im Kopf, sowie Probleme beim aufrechten Stehen sind kennzeichnend für ME/CFS. Laut Carmen Scheibenbogen entwickelt jedoch auch ein Teil der Long Covid-Erkrankten diese Symptome. Je länger eine PEM anhält (als Faustregel gilt über 14 Stunden), umso eher sollte der Verdacht auf ME/CFS abgeklärt werden. Es gibt also viele Überschneidungen. (Shepherd 2022)

Ein wesentlicher Unterschied zwischen ME/CFS- und Long Covid-Erkrankten besteht zudem darin, dass Letztere wegen des hohen Bekanntheitsgrades von Corona oft relativ schnell darüber Bescheid wissen, woran sie eigentlich leiden. ME/CFS-Erkrankte führen hingegen seit Jahren buchstäblich ein Schattendasein. Ohne klare Diagnose und hinreichende medizinische Versorgung sind viele weitgehend ans Haus gebunden, manche verbringen notgedrungen viel Zeit im abgedunkelten Zimmer liegend. »Lost Voices« heißt eine Stiftung und »#Millions-Missing« eine internationale Patientenorganisation. Zur Erkrankung selbst kommt die Belastung durch fehlende Hilfe hinzu, völlige Unklarheit und oft noch die Stigmatisierung, in Wahrheit »nur psychische Probleme« zu haben. Lange Zeit wurde das Chronische Fatigue-Syndrom überhaupt nicht mit einem Virus als Auslöser in Verbindung gebracht. Da es als seltene Krankheit galt, erschien die Erforschung nicht lohnenswert. Diese Argumentation ist nur schwer nachvollziehbar, da Krankheiten wie Multiple Sklerose oder Parkinson, die in ähnlicher Häufigkeit auftreten, seit Jahrzehnten intensiv erforscht werden.

1.4 Checklisten der Symptome bei Long Covid und ME/CFS

Symptome bei Long Covid

Häufig:

- ○ Fatigue (schwere Erschöpfung, lähmende Müdigkeit, Muskelschwäche)
- ○ eingeschränkte Belastbarkeit; Belastungsintoleranz
- ○ Atemwegsbeschwerden, ggf. neu auftretendes Asthma
- ○ Kopfschmerzen
- ○ Muskelschmerzen, Gliederschmerzen, Gelenkschmerzen
- ○ Störungen des Geruchs- und Geschmackssinnes

Gelegentlich:

- ○ Husten
- ○ Schlafstörungen
- ○ Haarausfall
- ○ Denkstörungen, Bewusstseinstrübungen (bei älteren Menschen vorübergehend auch demenzähnliche Symptomatik)
- ○ erhöhte Stressanfälligkeit
- ○ Verschlechterung vorbestehender Erkrankungen
- ○ Angstgefühle
- ○ depressive Verstimmungen

Selten:

- ○ Kribbeln in Gliedmaßen
- ○ Herzrasen, Herzstolpern
- ○ Schäden am Herz-Kreislauf-System
- ○ Entzündungsreaktionen
- ○ Schwindel

- Verwirrtheit
- Durchfall
- Organschädigungen
- Übelkeit

(In Anlehnung an die *Leitlinie Long / Post Covid Syndrom der Arbeitsgemeinschaft wissenschaftlich medizinischer Fachgesellschaften* AWMF, 2023)

Ausprägungsgrad und Schwerpunkt der Symptome können variieren. Bei manchen Menschen überwiegt z. B. mehr die Fatigue, bei anderen eher die Schmerzen. Bei einigen treten die Beschwerden erst mit einer Latenzzeit von ein bis drei Monaten nach dem Infekt auf. In seltenen Fällen entwickelt sich eine ähnliche Symptomatik auch nach einer Covid-Impfung, man spricht hier vom *Post-Vac-Syndrom*.

Symptome bei ME/CFS

- Post-Exertional Malaise (PEM): unverhältnismäßige Zustandsverschlechterung und Symptomschübe nach geringer Belastung
- Fatigue: schwerwiegende, anhaltende Erschöpfung
- dauerhaftes Grippegefühl
- Schlafstörungen
- Schmerzen (Kopf-, Muskel-, Gelenkschmerzen)
- Orthostatische Intoleranz: Schwindel, Herzstolpern, Blutdruckschwankungen bei Veränderung der Lage (aufstehen, hinsetzen, hinlegen), auch: Posturales Tachykardie-Syndrom (POTS)
- extreme Blässe
- verschwommenes Sehen
- Atemnot, oft schon bei leichter Belastung
- Magen-Darm-Probleme
- Wortfindungs- und Konzentrationsstörungen
- »Brain Fog« (wörtl.: Nebel im Gehirn)
- Reizempfindlichkeit
- Bewegungs- und Koordinationsstörungen

- Muskelschwäche und Muskelzuckungen
- gestörte Anpassung der Körpertemperatur bei Hitze oder Kälte
- Schwitzen, dauerhaft leichtes Fieber
- Schwellungen der Lymphknoten
- Halsschmerzen
- häufig wiederkehrende Infekte
- neu auftretende Allergien
- neu auftretende Fibromyalgie (Nervenschmerzen)
- neu auftretende Unverträglichkeit von Nahrungsmitteln, Alkohol, Medikamenten

(In Anlehnung an die Website der *Deutschen Gesellschaft für ME/CFS* 2023)

Die detaillierten Standard-Instrumente zur Diagnose von ME/CFS sind die sogenannten *Kanadischen Konsenskriterien* und die *Bell-Skala* (siehe z. B. frei zugängliche Downloads der Charité Berlin). Nicht jedes Virus, das zu einem postviralen Syndrom führt, entwickelt offenbar ein exakt gleiches Krankheitsbild, aber die Ähnlichkeiten und Übereinstimmungen zwischen Long Covid und ME/CFS sind deutlich erkennbar.

Nach so vielen Fakten möchten wir in der ersten Fallgeschichte nun zeigen, wie sich ein postvirales Syndrom, in diesem Fall das Long Covid-Syndrom, für eine Betroffene anfühlt und wie stark sich das Leben dadurch verändern kann.

Fallgeschichte Simone, 46 Jahre: »Long Covid hat mich komplett aus der Bahn geworfen.«

» *Im Sommer 2020 hatte ich eine recht heftige Covid-Infektion, ich lag zwei Wochen im Bett, hatte Fieber, Muskelschmerzen und Kopfschmerzen. Nach zwei Wochen wurde es besser, aber ich merkte, dass ich auf einmal überhaupt keine Kraft mehr hatte. Schon aufrecht zu stehen war so anstrengend, dass mein Herz raste und mir der Schweiß ausbrach. Beim Gehen bin ich gestolpert, weil ich meine Füße gar nicht mehr richtig heben konnte. Selbst wenn ich eine Weile nur ruhig auf dem Stuhl*

saß, war mein Puls so hoch, dass meine Smartwatch anzeigte, ich würde gerade Sport treiben. Mein Herz machte auch dauernd Extraschläge. Nur durch die Wohnung zu gehen, war schon ein Kraftakt. Meine Ärztin hat mich erstmal weiter krankgeschrieben, aber ich konnte ja nicht nur auf der Couch liegen, der Alltag musste ja weitergehen.
Ich war immer fit und sportlich, hatte keine Vorerkrankungen, aber Covid hat mich komplett aus der Bahn geworfen. Es wurde dann ein Herz-MRT gemacht, aber ohne Befund. Man wollte mich nicht länger krankschreiben, weil mir ja anscheinend nichts fehlte. Das war sehr verunsichernd für mich, ich habe meiner eigenen Wahrnehmung nicht mehr getraut. Man merkt, dass der Körper nicht mehr funktioniert, aber man weiß nicht, warum.
In meinem Beruf als Projektleiterin in einem IT-Unternehmen konnten sich alle immer auf mich verlassen. »Die Simone ist immer da«, hieß es, »die regelt das«. Jetzt waren Müdigkeit, Konzentrationsprobleme, Kopf- und Muskelschmerzen meine täglichen Begleiter. Schon der Weg zur Arbeit war eine Qual: das grelle Licht in der U-Bahn, die lauten Stimmen, mein ständig klingelndes Telefon; dann die anstrengenden Meetings und Video-Calls, die vielen Fragen meiner Mitarbeiter:innen. Ich versuchte längere Zeit, die Schmerzen wegzulächeln, aber mir wurde insgeheim langsam immer klarer, dass ich meine Arbeit nicht mehr stemmen kann. Das war ein Albtraum für mich. Schließlich schrieb meine Hausärztin mich doch wieder krank. Es war jetzt klar, dass ich Long Covid hatte.
Ein halbes Jahr lang war ich arbeitsunfähig, das erste Mal in meinem Leben. Dazu kam die Sorge um mein Team, das musste jetzt ohne mich klarkommen. Ich war in dieser Zeit so erschöpft, dass ich die einfachsten Dinge nicht hinbekommen habe. Eine Zeit lang fühlte ich mich wie benebelt und konnte nicht mehr richtig lesen. Ich habe zwar die Buchstaben erkannt, konnte aber keine Wörter oder Sätze mehr daraus machen. Ich hatte immer gern gekocht, auch aufwändige Gerichte, aber jetzt kriegte ich die Reihenfolge der Zutaten einer einfachen Mahlzeit nicht mehr hin, ich habe die Hälfte vergessen, es war, als ob ich Watte im Kopf hätte. Das habe ich als extrem beängstigend empfunden, ich

dachte, ich werde dement. Durch Medikamente, eine Reha, viel Ruhe und Entspannungsübungen wurde es dann mit der Zeit etwas besser. Die Krankheit dauert jetzt zweieinhalb Jahre. Inzwischen arbeite ich wieder, aber um die Hälfte reduziert und oft im Homeoffice. Obwohl mein Umfeld Verständnis hat, ist es mir wahnsinnig peinlich. Ich muss immer noch jeden Arbeitsgang drei Mal checken, um keine Fehler zu übersehen. Spätestens ab mittags fangen dann die Kopfschmerzen an und ich fühle ich mich, als hätte mir jemand den Stecker gezogen.

Long Covid ist ein Krankheitsbild, zu dem Forschung und Erkenntnisse noch weitgehend fehlen. Daher war es für die Betroffenen zu Beginn extrem verunsichernd, überhaupt nicht zu wissen, was mit ihnen passiert. Gerade sehr leistungsmotivierte Menschen erlebten es als existenziell bedrohlich und äußerst beschämend, plötzlich nicht mehr zu hundert Prozent zu funktionieren und sich auf ihre geistigen Fähigkeiten nicht mehr verlassen zu können.

2 Der lange Weg zur Diagnose

2.1 Abgrenzung zu anderen Krankheitsbildern

Die Ursachen für langanhaltende Erschöpfung können vielfältig sein. Bevor die Diagnose Long Covid oder ME/CFS gestellt wird, muss eine Reihe anderer Erkrankungen ausgeschlossen werden.

Von Long Covid spricht man, wenn die genannten Beschwerden länger als zwölf Wochen andauern, von ME/CFS, wenn sie länger als sechs Monate bestehen. Neue Leitlinien, z. B. des *National Institute for Health and Care Excellence* (NICE) in Großbritannien, empfehlen jedoch, nach sechs Wochen eine Verdachtsdiagnose auf ME/CFS und nach drei Monaten bereits die endgültige Diagnose zu stellen, vor allem damit Therapieversuche nicht in die falsche Richtung gehen.

Im Vorfeld gelten folgende Abklärungen als üblich:

- *Organische Ursachen:* Anämie (Blutarmut), Herzerkrankungen, Hormonstörungen (z. B. Schilddrüsenfehlfunktion), Mangelernährung, Nebenwirkungen von Medikamenten, chronische Infekte.
- *Fatigue:* Erschöpfung als Begleiterscheinung von Tumorerkrankungen und Tumortherapien oder entzündlichen Erkrankungen des Immunsystems wie Multiple Sklerose (MS) oder Rheuma.
- *Psychiatrische Ursachen:* Depressive Störung, Somatoforme Störung, Angststörung, sog. »Burnout-Syndrom«.

Obwohl das Chronische Fatigue-Syndrom bereits seit den 1960er Jahren im ICD eindeutig als neurologische, also organische Erkrankung geführt wird, erhalten Betroffene bis heute oft fälschlicherweise psychiatrische Diagnosen. Es gibt aber klare Kriterien zur Unterscheidung:

- Bei einer *Depression* wirken körperliche Aktivitäten meist wohltuend und stimmungsaufhellend, bei postviralen Syndromen verschlimmern sie hingegen die Beschwerden.
- Der Antrieb ist bei postviralen Erkrankungen in den meisten Fällen nicht geschwächt, die Betroffenen möchten nichts lieber, als wieder

aktiv sein zu können. Menschen, die unter depressiven Störungen leiden, erleben dagegen oft Gefühle von Sinnlosigkeit und Leere, können sich nicht zu Aktivitäten aufraffen und klagen über einen tiefgreifenden Mangel an Motivation.

- Auch die Genussfähigkeit und die Fähigkeit Freude zu empfinden, ist bei Menschen mit Long Covid oder ME/CFS in der Regel nicht eingeschränkt, wie es jedoch bei Depressionen der Fall ist.
- Von postviralen Syndromen Betroffene unternehmen oft alles nur Denkbare, um wieder gesund zu werden. Sie nehmen belastende Untersuchungen (CT, MRT, Rückenmarkspunktion etc.) und Behandlungen (Antibiotika, Blutwäsche etc.) auf sich, selbst wenn die Gefahr besteht, dass sich ihre Beschwerden dadurch verschlimmern. Menschen mit Depressionen finden sich oft mit ihrem Schicksal ab und sehen keine Möglichkeit, etwas daran zu ändern.
- Betroffene von ME/CFS ergreifen häufig selbst die Initiative bei der Suche nach Ursachen und möglichen Therapien, sie recherchieren im Internet, lesen Bücher zum Thema oder organisieren sich in Patientenverbänden. Depressive Menschen brauchen oft wiederholt Anstoß von außen, um aktiv zu werden.
- In besseren Phasen werden postviral Erkrankte umgehend aktiv und neigen dann eher dazu, ihre Kraftration zu überziehen, während man bei einer Depression oft schnell die Lust an etwas verliert und sich wieder zurückzieht.

Manchmal können durch die oft jahrelange schwere Erkrankung und fehlende Therapiemöglichkeiten natürlich Gefühle der Niedergeschlagenheit und Hoffnungslosigkeit entstehen, die irgendwann tatsächlich in eine Depression münden. In diesen Fällen ist die Depression jedoch als *sekundäre* Störung zu betrachten und nicht als *Ursache* der Krankheit. Diese Unterscheidung ist besonders wichtig.

Ähnliches gilt für *Angststörungen:*

- Vor allem in der Anfangszeit der Erkrankung stürzen die Betroffenen sich, sobald sie sich besser fühlen, ohne jegliche Befürchtungen in ihre gewohnten Aktivitäten und erleben daraufhin körperliche Zusammenbrüche.

- Bei der Post-Exertional Malaise (PEM) handelt es sich größtenteils um körperliche Symptome, wie z. B. Kopf- und Gliederschmerzen. Bei Angsterkrankungen stehen psychische Symptome im Vordergrund, z. B. Befürchtungen drohenden Unheils oder irrationale und diffuse Ängste.
- Im Gegensatz zu Phobien und Angststörungen handelt es sich bei postviralen Syndromen häufig um durchaus realistische und begründete Befürchtungen, wie z. B. durch einen erneuten langfristigen Krankheitsschub den Alltag nicht mehr allein bewältigen zu können oder den Job zu verlieren.
- Sport und Bewegung können bei Angsterkrankungen ebenfalls hilfreich sein, bei postviralen Syndromen ist das Gegenteil der Fall.

Es ist zu beachten, dass aufgrund von dauerhaft erhöhter Pulsfrequenz und häufigem Herzstolpern auch Angstgefühle entstehen können. Zudem scheint der Organismus bei postviralen Syndromen unter längerfristiger Belastung vermehrt Adrenalin und Cortisol auszuschütten, um den Energiemangel auszugleichen; dies kann ebenfalls Gefühle von Angst auslösen. Diese Empfindungen sind jedoch laut Scheibenbogen et al. (2023) nicht als rein psychisch bedingt einzuordnen, sondern oft Folge der sogenannten adrenergen Hyperstimulation durch Fehlfunktionen des autonomen Nervensystems.

Der Begriff *Burnout-Syndrom* ist zwar allgemein gebräuchlich, aber keine fachliche Diagnose. Er wird verwendet, wenn Menschen in ihrem Beruf lange Zeit über die eigenen Kräfte hinaus gearbeitet haben, meist unter Zeitdruck und Hektik, oft in einem schlechten Betriebsklima. Beim sogenannten Burnout überwiegen Nervosität, Versagensängste, Gefühle innerer Leere (›ausgebrannt sein‹) und die Unfähigkeit sich zu entspannen. Körperliche Betätigung wirkt sich hier ebenfalls positiv aus und führt nicht zu einer Verschlechterung des Befindens.

Es soll nicht unerwähnt bleiben, dass ME/CFS in sehr seltenen Fällen auch infolge schwerer seelischer oder körperlicher Traumata entstehen kann, z. B. nach Kriegserlebnissen, schweren Unfällen, großen Operationen oder Naturkatastrophen. Es ist jedoch denkbar, dass hier das Immunsystem durch die Überschwemmung des Organismus mit Stresshormonen vorübergehend ausgehebelt wird und im Körper bereits vorhandene Viren aktiviert werden, welche die Zellfunktionen dann ungehindert angreifen können (z. B. Eppstein-Barr-Virus, Herpes-Virus).

Dass vor allem bei ME/CFS, aber auch bei Long Covid so häufig psychische Ursachen vermutet werden, hat vielleicht mit einer gewissen Hilflosigkeit in der Medizin zu tun. Dies findet man auch bei anderen Krankheiten: Die Autoimmunerkrankung Multiple Sklerose (MS) wurde zum Beispiel noch bis Ende der 1960er Jahre als psychische Störung diagnostiziert, bis endlich die ersten Nachweise für ein körperliches Leiden erbracht waren. Dass man für eine Erkrankung (noch) keine organischen Ursachen findet, muss also nicht zwangsläufig bedeuten, dass sie seelischer Natur ist.

Uns sind zudem zahlreiche ME/CFS-Erkrankte begegnet, die über eine außerordentliche psychische Widerstandskraft verfügen. Viele zeigen trotz starker Belastungen noch Lebensfreude und versuchen, das Beste aus ihrer Situation zu machen.

Fallgeschichte Meliya, 28 Jahre: »Ich möchte jeden Tag tausend Dinge tun, aber schon nach dem Frühstück bin ich so erschöpft, dass ich mich ausruhen muss.«

» *Ich kann mich noch auf den Tag genau erinnern, wann es angefangen hat: Im Juni ist es sechs Jahre her, ich bin morgens mit höllischen Kopfschmerzen aufgewacht und war total gerädert, im Laufe des Tages kamen Gliederschmerzen und Fieber dazu. Ich hatte mich vorher noch nie so elend gefühlt und merkte gleich, dass irgendwas nicht stimmte. Ich dachte an den Zeckenbiss zehn Tage vorher und schleppte mich sicherheitshalber zum Hausarzt. Der machte eine Blutuntersuchung, konnte aber nichts feststellen. »Ein grippaler Infekt«, sagte er, »halten Sie erstmal Bettruhe und trinken Sie viel.«*

Nach zwei Wochen ging das Fieber allmählich zurück, aber ich fühlte mich weiter extrem schlapp und abgeschlagen. Mein Herz raste, sobald ich mich ein bisschen bewegt habe, meine Augen haben gewackelt, mein Magen hat gekrampft, mein Kopf dröhnte. Nur im Liegen war es etwas besser. Nach drei Wochen bin ich nochmal zum Arzt und habe ihm meinen Zustand geschildert. Ihm sind mein hoher Puls und meine extreme Blässe aufgefallen, er meinte, ich sei noch nicht über den Berg. Er hat mir empfohlen, mich noch zu schonen und kleine Spaziergänge an der frischen Luft zu machen. Nach dem ersten kurzen Spaziergang hatte ich nachts plötzlich wieder hohes Fieber und starke Schmerzen in Bauch und Rücken. Morgens wurde aus heiterem Himmel eine Nierenbeckenentzündung festgestellt. Der Arzt meinte, es sei eine »Superinfektion«, das Immunsystem sei durch den Virusinfekt wohl noch geschwächt. Wir sind eine große Familie, bei uns ist immer viel los, und ich war immer viel mit Freunden unterwegs. Auch in meinem Job als Arzthelferin war ich immer voll eingespannt. Aber in dieser Zeit habe ich mich so schwach und krank gefühlt, dass ich kaum aus dem Bett aufstehen konnte. Es wurden dann viele Untersuchungen gemacht, auch im Krankenhaus, die haben mich auf den Kopf gestellt – aber außer einem »hyperkinetischen Herzsyndrom« nichts gefunden. Also müsse mein Zustand psychisch bedingt sein, meinten die Ärzte und haben mir zu einer Behandlung in der Psychiatrie geraten. Ich bin aus allen Wolken gefallen. Die Ärzte haben auch den Hausarzt und Kardiologen informiert, ich wurde auf einmal von allen Seiten unter Druck gesetzt. Über meinen Kopf hinweg hat man einen Termin in der Psychiatrie vereinbart und mich gedrängt, ihn unbedingt wahrzunehmen. Also habe ich eingewilligt, obwohl ich mich überhaupt nicht depressiv gefühlt habe. Die Psychiaterin hat dann aber schnell erkannt, dass ich ein körperliches Problem hatte. Ich hätte in der Klinik nicht mal den Weg zum Speiseraum oder zu den Behandlungsräumen geschafft.

Über drei Jahre hat es gedauert, bis ich an der Charité in Berlin die richtige Diagnose bekommen habe: »Postinfektiöses ME/CFS«.

Sämtliche Versuche einer Behandlung, von Antibiotika, Naturheilkunde und Ritalin bis zu einem Parkinson-Medikament, haben bisher nichts gebracht. Auf neue Medikamente habe ich oft mit Schwindelanfällen, Herzrasen, Augenflimmern und Blutdruckentgleisungen reagiert.

Seit sechs Jahren fühle ich mich jetzt, als hätte ich eine schwere Grippe. Zu meinem großen Glück hatte ich wenigstens eine Berufsunfähigkeitsversicherung, die meine Krankheit anerkannt hat. Ich habe gelernt, so gut es eben geht, mit der Krankheit zu leben und schöne Momente zu genießen, zum Beispiel, wenn ich mit meinem Kater spiele oder die Kinder meines Bruders beim Herumtollen beobachte. Aber es bleibt wirklich hart. Jede kleinste Aktion, sei es Duschen, Staubsaugen oder eine E-Mail schreiben, muss ich in Etappen machen. Das Einkaufen übernehmen Verwandte und Bekannte. Nach größeren Aktionen, wie z. B. einem Arztbesuch, liege ich oft tagelang mit Schmerzen und extremer Schwäche flach.
Ich habe das Gefühl, das Leben läuft an mir vorbei und ich verpasse so viel. Jeden Morgen wache ich auf und möchte tausend Sachen machen. Aber schon nach dem Frühstück und Anziehen bin ich so erschöpft, dass ich mich das erste Mal ausruhen muss. Ungefähr sechs Stunden am Tag verbringe ich im Liegen. Ich kann das Haus nur selten verlassen. Wenn ich an einem guten Tag mal ein paar Schritte gehen und draußen unter freiem Himmel auf einer Bank sitzen kann, ist das für mich wie ein Fest.

Bis Long Covid- oder ME/CFS-Erkrankte die richtige Diagnose und eine zumindest lindernde Therapie erhalten, machen Betroffene oft eine verwirrende und beängstigende Zeit durch. Sie erleben nicht nur extreme körperliche Einschränkungen und chronische Schmerzen, sondern auch mangelndes Verständnis vom Umfeld und fehlende Kenntnisse bei Ärzt:innen.

2.2 Schweregrade und Verlauf von ME/CFS und Long Covid

Die Bezeichnung der einzelnen Schweregrade kann mitunter irreführend sein, denn auch in »milden« oder »moderaten« Fällen sind die Betroffenen schwer krank und müssen ihr Leben massiv einschränken. Bei ME/CFS sind etwa 60 % der Betroffenen langfristig arbeitsunfähig, 25 % weitgehend ans Haus gebunden und etwa 5 % bettlägerig. Zu Long

Covid gibt es nach unserem Kenntnisstand noch keine entsprechenden Schätzungen. Wir vermuten ein ähnliches Verhältnis, wobei Long Covid nach bisherigen Erfahrungen offenbar weniger lang und weniger schwer verläuft; bei einem Teil der Erkrankten erfüllen die Symptome jedoch die Kriterien von ME/CFS, Schätzungen der Charité Berlin gehen von etwa 20 % aus.

Der folgende Überblick dient einer groben Orientierung zur Beurteilung des Schweregrades von ME/CFS und ist in Teilen auch für Long Covid gültig:

Milde Erkrankung	Leichte Symptome in Ruhe. Kraftanstrengungen wie Sport, Umräumen der Wohnung, schweres Heben sind nicht möglich; Teilzeitarbeit, kurze Spaziergänge, Autofahrten und kleine Einkäufe können bewältigt werden, jedoch mit vielen Pausen. Das Aktivitätsniveau ist um rund 50 % gemindert.
Moderate Erkrankung	Meist ans Haus gebunden. Moderate Symptome in Ruhe. Mittelschwere bis schwere Symptome bei Belastung. Leichte Arbeiten im Haushalt und ca. zwei Stunden Tätigkeit am Schreibtisch sind möglich. Rund die Hälfte des Tages muss ruhend verbracht werden. Soziale Kontakte, Telefonate, geistige Anstrengung etc. müssen zeitlich begrenzt werden. Das Aktivitätsniveau ist um 60–70 % gemindert.
Schwere Erkrankung	Ständig schwere Symptome. Meist oder vollständig ans Bett gebunden. Bei grundlegenden Tätigkeiten wie Haushalt, Essen und Körperhygiene auf Hilfe (ggf. Pflegekraft) angewiesen. Schon Sprechen, Lesen oder Fernsehen kann zu anstrengend sein. Das Aktivitätsniveau ist auf 30 % bis 10 % gemindert.

(In Anlehnung an die Bell-Skala, Bell 1995)

Zwischen diesen Kategorien gibt es zahlreiche Abstufungen und Überschneidungen. Viele Patient:innen berichten zudem, dass die Schwere ihrer Symptome deutlichen Schwankungen unterworfen sei, es gebe bessere und schlechtere Phasen.

Relativ typisch scheint nach unserer Erfahrung folgender Verlauf zu sein: Während des Infekts und in den Wochen danach sind die Symptome sehr stark ausgeprägt, manchmal sind die Betroffenen für einige Zeit bettlägerig. Dann folgt eine erste Besserung und man meint, genesen zu sein. Durch die lange Krankheits- und Ruhephase verspürt man den starken Drang, vieles nachzuholen und überlastet sich unwissentlich. »Meine Liste von Dingen, die ich gern machen würde, ist mindestens einen Kilometer lang«, erklärt eine Patientin.

Oft fehlt heute grundsätzlich die Phase der sogenannten Rekonvaleszenz, d. h. Schonung nach einer Krankheit. Es wird erwartet, dass man sofort wieder fit und leistungsfähig ist, sobald der akute Infekt vorüber ist. Auf die daraus resultierende Überlastung folgt eine längere schlechte Phase, die über Monate anhalten kann. Viele Erkrankte merken erst jetzt richtig, wie geschwächt sie sind und versuchen intuitiv, sich weniger zu belasten; dies führt im Laufe der Zeit zu einer gewissen Stabilisierung. Unvermeidbare Anstrengungen, z. B. eine Zahnoperation, medizinische Untersuchungen, familiäre Verpflichtungen wie das Versorgen von Kindern oder eine Feier, können jedoch immer wieder die sogenannten »Crashs«, Krankheitsschübe, auslösen. Eine frühzeitige Diagnose kann helfen, besser mit den Kräften zu haushalten und langfristig eine leichte Verbesserung zu erreichen oder wenigstens eine Verschlechterung zu vermeiden.

Fallgeschichte Leon, 15 Jahre: »An manchen Tagen konnte ich vor Schwäche mein Trinkglas nicht heben.«

» *Gleich am Anfang der Pandemie habe ich mich auf einer Vereinsfeier mit Corona angesteckt. Ich bekam hohes Fieber, schlimmen Husten und war wie erschlagen. Ich lag im Bett und konnte mich kaum noch rühren. Manchmal habe ich nicht mehr reagiert, wenn meine Eltern mich angesprochen haben, sie haben sich ziemliche Sorgen gemacht. So nach fünf Wochen ging es mir allmählich besser. Als wir dann einen Familienausflug an einen See gemacht haben, hatte ich am Tag danach eine Art Rückfall. Ich war so fertig und schwach, dass ich ein paar Monate nicht mehr aus dem Bett aufstehen konnte.*

Vor dem Infekt war ich gesund und fit wie ein Turnschuh, ich habe Basketball gespielt, SUP-Paddeln gelernt, bin Mountainbike gefahren, hatte viele Freunde. Jetzt war ich manchmal schon vom Essen so erschöpft, dass ich mein Glas nicht mehr heben konnte vor Schwäche. Es fällt einem schwer das zuzugeben, wenn man normalerweise stark und aktiv ist. Manchmal war es zu anstrengend, fernzusehen oder eine Nachricht auf dem Smartphone zu schreiben, meine Augen taten davon weh, mir wurde übel und mein Gehirn fühlte sich an wie Brei.

Mein Geruchs- und Geschmacksinn waren für eine Weile weg, dann habe ich Sachen gerochen, die nicht da waren, zum Beispiel Benzin oder Knoblauch statt Waschmittel. Früher war ich nie krank, jetzt hatte ich ständig Erkältungen und Magen-Darm-Infekte. Am schlimmsten war aber, dass ich auf einmal Asthma bekommen habe.

Die Ärzte haben mir geraten, wieder aktiver zu werden und mich mehr zu bewegen. Aber genau das war es ja, was ich nicht mehr konnte! Ich hätte alles dafür gegeben, wieder fit zu sein! Wenn ich es doch mal versucht habe, ist es jedes Mal übel geendet und ich lag wieder tagelang mit Ganzkörperschmerzen im Bett.

Ich konnte erstmal nicht mehr zur Schule gehen. Auch das Homeschooling während der Pandemie war schwierig. Mir war dauernd schwindelig, ich war schon nach ein paar Minuten erschöpft und konnte mich nicht konzentrieren. Manchmal ist mein Puls einfach so auf 180 hochgeschossen und mir wurde schwarz vor Augen. Als dann der normale Unterricht wieder losging, hatte ich gleich nach dem ersten Schultag wieder einen harten Rückfall.

Heute kann ich mich wieder ein bisschen mehr bewegen, aber meine Leistungsfähigkeit ist kilometerweit entfernt von dem Level, das ich vor dem Infekt hatte. Manchmal geht es mir einigermaßen gut und ich kann eine Weile rausgehen, Freunde treffen, ein paar Körbe werfen. Nach spätestens einer Stunde geht mir die Puste aus und am nächsten Tag liege ich dann wieder flach. Es ist eine einzige Achterbahn.

Ich bekomme inzwischen Hausunterricht und kann auch Prüfungen zu Hause ablegen. Ich versuche irgendwie, meine Aktivitäten besser einzuteilen, aber oft ist der Frust riesengroß. Ich will, dass die Forschung endlich Fortschritte macht und wünsche mir mehr Verständnis von Ärzten, Lehrern und Gleichaltrigen.

Es mutet ein wenig absurd an, wenn man zum Arzt geht und sagt: »Ich kann mich nicht mehr bewegen, weil ich danach tagelang extrem geschwächt bin und Schmerzen habe« und die Antwort darauf lautet: »Dann müssen Sie sich mehr bewegen.« Besonders tückisch ist, dass man häufig erst eine gewisse Zeit nach der jeweiligen Aktivität oder Belastung merkt, dass es zu viel war. Währenddessen fühlt man sich noch gut, der Symptomschub setzt dann erst Stunden später oder am nächsten Tag ein.

Diese Geschichte macht deutlich, dass Long Covid und ME/CFS jeden treffen können, junge und alte Menschen, Kinder und Erwachsene, gesunde und sportlich aktive Menschen oder solche mit Vorerkrankungen. Gerade für Kinder und Jugendliche, die meist vor Vitalität und Tatendrang sprühen, sind die Einschränkungen besonders hart. Leider können wir hier auf diese spezielle Thematik nicht näher eingehen, sie bedürfte eines eigenen Buches. Eltern betroffener Kinder erhalten Hilfe in Post Covid-Ambulanzen oder Universitätskliniken; Hinweise dazu finden Sie im Anhang. Professorin Uta Behrends in München ist auf ME/CFS und Post Covid bei Kindern und Jugendlichen spezialisiert. Das sozialpädiatrische Zentrum (SPZ) der Universitätsklinik Würzburg bietet Online-Schulungen für betroffene Kinder und ihre Eltern an. Auch auf der Website www.nichtgenesenkids.de sind hilfreiche Informationen zu finden.

2.3 Stationen der Odyssee

ME/CFS und Long Covid sind aus vielen Gründen besondere Erkrankungen. Nicht nur, dass man trotz der erheblichen Beeinträchtigungen bislang keine eindeutige Ursache findet, sondern man sieht den Betroffenen ihre schwere Krankheit oft auch nicht an, selbst wenn sie an Bett oder Haus gefesselt sind. »Du siehst überhaupt nicht krank aus, im Gegenteil, du wirkst völlig gesund!«, hören viele von ihnen. Dass man oft kaum gehen, kaum duschen, kaum sprechen kann, weil dies alles Symptome auslöst, ist für Außenstehende häufig schwer nachvollziehbar. Hinzu kommt, dass beide Erkrankungen viele unterschiedliche

Erscheinungsformen annehmen können und verschiedene Bereiche betreffen. Aus diesen Gründen gestaltet sich der Weg zur Diagnose oft wie eine lange, mitunter verzweifelte Odyssee.

Da Long Covid in den Medien präsenter ist, erhalten Betroffene oft relativ frühzeitig die richtige Diagnose. Wenn es ihnen jedoch auch nach Reha oder Atem-Therapien nicht besser geht, reagieren Ärzt:innen häufig ratlos und schicken die Patient:innen schließlich zur psychologischen Abklärung. Oft wird sogar umso hartnäckiger eine psychische Störung vermutet, je eindringlicher die Betroffenen darauf hinweisen, sich in erster Linie körperlich krank zu fühlen.

Für ME/CFS gilt Ähnliches, oftmals jedoch in verstärkter Form, da die Erkrankung schwerer, langanhaltender und weniger bekannt ist. Aber selbst wenn Mediziner:innen, z.B. anhand des ICD-10 oder eines Standardwerks wie Harrisons Innere Medizin (2022), die richtige Diagnose stellen, wird die Schwere der Krankheit oft nicht in ihrem Ausmaß erkannt oder anerkannt. »Sie sind eben schnell erschöpft und müssen sich öfter ausruhen«, hören Patient:innen dann. Das liegt auch daran, dass ME/CFS zum Teil selbst heute noch verharmlosend als »Müdigkeitssyndrom« oder »chronische Erschöpfung« bezeichnet wird.

Für Betroffene ist es manchmal ein langer und schwerer Kampf, einen angemessenen Grad der Behinderung (GdB), die richtige Pflegestufe, eine Erwerbsminderungsrente oder Hilfsmittel wie einen Rollstuhl oder ein Pflegebett zu erhalten. Auf ihrer Odyssee erleben sie meist eine Reihe typischer Stationen:

- *Station 1:* Besuch bei Hausarzt:ärztin. Er:sie stellt einen Infekt fest und verordnet die üblichen Maßnahmen wie Bettruhe, hohe Flüssigkeitszufuhr und Schmerzmittel.
- *Station 2:* Wenn sich auch nach Wochen keine Besserung einstellt, folgt der zweite Besuch bei Hausarzt:ärztin. Mittels Blutuntersuchungen wird nach Auffälligkeiten gesucht, wie z.B. erhöhte Antikörper oder Entzündungswerte, meist jedoch ohne Befund. Es wird vitaminreiche Kost und ausreichend Bewegung an der frischen Luft empfohlen.

- *Station 3:* Wenn man sich über Monate zu krank fühlt, um sich bewegen oder arbeiten zu können, erfolgt eine Abklärung bei Fachärzt:innen, unter anderem in den Bereichen Neurologie, Kardiologie, Urologie, Endokrinologie oder Onkologie. Auch hier gibt es meist keine Befunde. Manche Erkrankte haben bereits im Internet recherchiert, sind auf Long Covid oder ME/CFS gestoßen und machen ihre Ärzt:innen darauf aufmerksam; viele von ihnen kennen jedoch das Krankheitsbild nicht.
- *Station 4:* Spätestens jetzt erkundigt sich der:die Hausarzt:ärztin nach dem seelischen Befinden der Betroffenen, nach Stress oder besonderen Belastungen der letzten Zeit. Er:sie empfiehlt eine Psychotherapie, psychosomatische Klinik oder Reha-Klinik. Manche Patient:innen sind allmählich selbst verunsichert, ob sie nicht vielleicht doch ein psychisches Leiden haben.
- *Station 5:* Die Belastungen durch zahlreiche Untersuchungen und ggf. falsche Behandlungen (z. B. wiederholte Antibiotika-Gabe oder Aktivierungs-Therapien) gehen oft mit einer Verschlechterung des Zustandes einher. Manche erleiden während oder nach einem Aufenthalt in der Reha-Klinik einen schwerwiegenden Zusammenbruch.
- *Station 6:* Die Betroffenen sind zunehmend verzweifelt und suchen Naturheilkundler:innen, Gesundheits-Coaches oder Geistheiler:innen auf und unterziehen sich mitunter zweifelhaften und kostspieligen Behandlungen – meistens ohne Erfolg.
- *Station 7:* Viele Betroffene geben nicht auf und suchen im Internet so lange weiter, bis sie auf eine geeignete Anlaufstelle oder Fachambulanz für ME/CFS bzw. Long Covid stoßen. Oft ist es schwierig einen Termin zu bekommen, es gibt lange Wartezeiten.
- *Station 8:* Die Patient:innen erhalten von qualifizierter Stelle endlich die zutreffende Diagnose. Dies kann eine große Erleichterung bewirken. Es bestehen nun deutlich bessere Chancen auf Hilfsmaßnahmen und Therapien, die die Symptome zumindest ein wenig lindern.

Fallgeschichte Daniel, 32 Jahre: »Jeder Schritt war so mühsam, als müsste ich auf den Mount Everest steigen.«

» *Gegen Ende meiner Ausbildung als Physiotherapeut vor sechs Jahren kamen mein Freund und ich aus dem Winterurlaub zurück und hatten uns eine heftige Grippe mit nach Hause gebracht. Mein Freund hat sich nach drei Wochen erholt, aber ich selbst bin krank geblieben. In der Zeit nach dem Infekt fühlten meine Muskeln sich wie Pudding an, meine Beine waren völlig kraftlos, fast wie gelähmt. Aber ich wollte mich nicht hängen lassen und dachte, das vergeht schon wieder. Ich habe es mit leichtem Aufbautraining im Fitnessstudio versucht, mich aber danach hundeelend gefühlt, noch schwächer als vorher. Mein Arzt meinte: »Sie sind doch ein Kämpfer, Sie schaffen das.« Früher habe ich begeistert Sport getrieben und an den Megamärschen auf Sylt teilgenommen, das waren 100 km in 24 Stunden; davon hatte ich mich immer nach zwei Tagen erholt. Jetzt fühlte sich jeder Schritt so unglaublich mühsam an, als müsste ich ohne Sauerstoff auf den Mount Everest steigen. Ich habe es trotzdem weiter versucht. Irgendwann klappte ich bei einem Spaziergang im Wald zusammen, ich konnte nicht mehr weitergehen, meine Freunde mussten den Notarzt rufen. In der Klinik wurde ich dann von Kopf bis Fuß untersucht, aber man hat nichts gefunden.*

Manchmal gab es kurze Phasen der Besserung, ich war dann richtig euphorisch und dachte, ich hätte es jetzt endlich hinter mir. Aber die extreme Erschöpfung und Schwäche kamen schubweise immer wieder zurück. Ich verbrachte mehrere Wochen in einer neurologischen Reha-Klinik, aber meine Beschwerden wurden dadurch eher schlimmer als besser. Auch eine Blutwäsche (Plasmapherese) habe ich durchführen lassen, eine teure Behandlung in vielen Sitzungen. Für ein paar Monate hat es etwas geholfen, aber dann war alles so wie vorher. Mit der Zeit kamen dann noch weitere Symptome dazu, unter anderem eine Fibromyalgie, also ständige Nervenschmerzen, und eine extreme Geräuschempfindlichkeit. Und ich habe oft über Monate hinweg nicht länger als drei bis vier Stunden am Stück geschlafen, ich fühlte mich dauernd wie im Delirium. Seit fünf Jahren kann ich das Haus nicht mehr verlassen und verbringe die meiste Zeit im Bett oder auf dem Sofa liegend. Mein Kopf dröhnt

bei der kleinsten Anstrengung, egal ob Lesen, Telefonieren oder kleinen Arbeiten im Haushalt. Ich kann mich nicht länger als eine Stunde konzentrieren und meinen Alltag nicht allein bewältigen. Meine Ausbildung zum Physiotherapeuten konnte ich nicht abschließen. Damit klarzukommen, dass einem die körperlichen und geistigen Kräfte derart wegbrechen, ist echt ein schwerer Prozess. Gottseidank habe ich einen liebevollen Partner, ohne ihn wäre ich aufgeschmissen. Es war ein endloser Kampf mit Krankenkassen und Versicherungen, bis meine Behinderung überhaupt anerkannt wurde und die Erwerbsminderungsrente durch war.
Erst vor zwei Jahren schickte mich eine Ärztin zu einem Spezialisten, der endlich die Diagnose ME/CFS stellte. Nach so langer Zeit zu erfahren, welche Krankheit man überhaupt hat... da musste ich erstmal heulen. Außer der Behandlung meiner Schlafstörungen und Schmerzen kann man mir im Moment nicht viel anbieten. Ich gebe aber die Hoffnung nicht auf, dass die Medizin bald ein Mittel gegen ME/CFS findet.

Es gibt auch Erkrankte, die irgendwann aufhören, weitere Ärzt:innen aufzusuchen und Behandlungen auszuprobieren. Zum einen ist es anstrengend und frustrierend, immer wieder die gesamte Krankheitsgeschichte aufrollen zu müssen und doch keine Hilfe zu erhalten. Zum anderen sind Arztbesuche mit Belastungen verbunden (Autofahrten, Gehstrecken, Wartezeiten, Untersuchungen), auf die tagelange Symptomschübe folgen können. Manche ziehen sich mit der Zeit völlig von der Außenwelt zurück, wie zum Beispiel der ehemalige Bundesliga-Fußballspieler Olaf Bodden, der nach einem EBV-Infekt (Pfeiffersches Drüsenfieber) seit vielen Jahren schwer an ME/CFS erkrankt ist.

3 Was sagt die Forschung?

3.1 Stand der Forschung

Wir müssen uns hier auf einen knappen Überblick beschränken und empfehlen für weitere Informationen die Websites der Deutschen Gesellschaft für ME/CFS und der Charité Berlin.

Die genauen Ursachen und Entstehungsmechanismen postviraler Syndrome sind bis heute nicht geklärt. Übereinstimmung besteht offenbar in der Annahme, dass Viren in die Funktion des Immunsystems eingreifen und Fehlregulationen verursachen. Professorin Clara Lehmann, die an der Universitätsklinik Köln zu Long Covid forscht, erklärt, dass manche Viren vermutlich die Immunabwehr umprogrammieren. Diskutiert wird auch eine Persistenz, d. h. ein Fortbestehen des Virus oder seiner Bestandteile im Organismus. Dies könnte zu einer Dysfunktion der Mitochondrien führen, den »Energielieferanten« und »Kraftwerken« in den Zellen.

In Studien konnten bis jetzt insbesondere Abweichungen des Immunsystems auf körperliche Belastung nachgewiesen werden. Aber auch Nervensystem, Hormonsystem und Energiestoffwechsel zeigen Störungen, etwa eine herabgesetzte Blutversorgung im Gehirn und beeinträchtigte Sauerstoffversorgung der Muskeln. (Nijs et al. 2012; Carruthers et al. 2011) Da mehrere Systeme im Körper betroffen sind, spricht man hier von einer Multisystemerkrankung.

Weil durch die Covid-19-Pandemie eine so große Anzahl von Menschen an Langzeitfolgen der Infektion leidet, rücken endlich auch andere postvirale Syndrome in den Blick der Öffentlichkeit und Forschung. Betroffene, die schon lange an ME/CFS leiden, erfahren plötzlich erstmals Verständnis, wenn sie erklären: »Ich habe so etwas wie Long Covid.« Man nimmt an, dass die Zahlen sich infolge der Pandemie in den nächsten Jahren mindestens verdoppeln werden. (Scheibenbogen et al. 2023; Tokumasu et al. 2022)

Im Januar 2023 hat der Bundestag daher flächendeckende Maßnahmen zur Versorgung von Long Covid- und ME/CFS-Erkrankten beschlossen, unter anderem Fortbildungen für Ärzt:innen, Bereitstellung von Forschungsgeldern und Gründung von Kompetenz-Zentren. »Ich habe die Debatte im Livestream verfolgt und musste die ganze Zeit heulen«, erzählt eine 29-jährige ME/CFS-Betroffene, die seit vielen Jahren erkrankt ist. »Wir haben so lange darauf gewartet, endlich gesehen und anerkannt zu werden.«

Am 12. Mai 2023, dem internationalen ME/CFS-Tag, fand an der Charité Berlin erstmals ein Symposium zur Versorgung und Forschung in Deutschland statt. Unter der Schirmherrschaft von Gesundheitsminister Karl Lauterbach wurden aktuelle Forschungsvorhaben präsentiert.

Erste Studien an der Charité sind bereits angelaufen. Im Fokus der Suche liegen derzeit etwa Entzündungen, Durchblutungsstörungen und Autoantikörper, welche ME/CFS und Long Covid zugrunde liegen könnten. Begleitet werden die Studien vom Ausbau einer Biomarker- und Diagnostikplattform, um Erkenntnisse zur gezielten Diagnose zu sammeln. Anschließend sollen größere Studien an verschiedenen Kliniken in Deutschland durchgeführt werden. Dazu wurde ein Forschungsnetzwerk, die *Nationale Klinische Studiengruppe ME/CFS und Post Covid-19-Syndrom* eingerichtet (NKSG MECFS PCS). Es soll möglichst schnell die Wirksamkeit von Medikamenten, wie z. B. Entzündungshemmern oder Präparaten zur Verbesserung der Durchblutung und der Sauerstoffversorgung im Blut, getestet werden. Laut Carmen Scheibenbogen zeichnet sich ab, dass künftige Therapieansätze, ähnlich wie bei modernen Chemotherapien oder der Behandlung von Multipler Sklerose, jeweils auf die Symptomatik der einzelnen Patient:innen zugeschnitten sein werden.

Im Projekt IMMME (Immune Mechanisms of ME) werden acht Teams aus Immunologie, Virologie, Pädiatrie, Rheumatologie und Bioinformatik an fünf Unikliniken die Pathomechanismen von ME/CFS und Post Covid Syndrom (PCS) erforschen. Zwei Studien konnten bereits bei beiden Patientengruppen Fehlfunktionen im peripheren Blutgefäßsystem nachweisen (Haffke et al. 2022; Schäfer et al. 2023).

Die Long Covid Studie »AllEyesOnPCS« am Klinikum rechts der Isar in München konzentriert sich bei der Suche nach einem Biomarker ebenfalls auf die Regulation der peripheren Blutgefäße. Das Universitätsklinikum Erlangen verfolgt einen ähnlichen Ansatz, und man setzt erste Hoffnung auf ein Medikament mit der vorläufigen Bezeichnung BC007.

Auch international laufen seit 2023 mehrere große wissenschaftliche Untersuchungen zu Long Covid und ME/CFS, wie zum Beispiel die mehrjährige kanadische Studie der *Open Medicine Foundation* (OMF). Hier werden Krankheitsverläufe von Patient:innen, die sich vollständig vom Infekt erholen, mit jenen verglichen, die ME/CFS entwickeln. Es geht dabei ebenfalls um die genauere Erfassung der pathologischen Mechanismen sowie die Identifikation von Biomarkern und Behandlungsmöglichkeiten. Beteiligt sind die Universitäten Harvard und Stanford in den USA sowie Kliniken in Schweden, Australien und Kanada.

Angesichts dieser erfreulichen Entwicklungen könnte man als Betroffene:r geradezu euphorisch werden. Die »alten Hasen« unter den Erkrankten haben sich jedoch eine gesunde Skepsis angewöhnt, weil sie wissen, wie lang der Weg von wissenschaftlicher Forschung bis hin zur Zulassung eines Medikaments sein kann. Immer wieder tauchten in den letzten Jahren Hoffnungsschimmer auf, und immer wieder folgten widersprüchliche Studienergebnisse, Verzögerungen und schließlich die Ernüchterung, weil Medikamente die Erwartungen doch nicht erfüllten und keine Zulassung erhielten. Es bleibt abzuwarten, wann und ob es tatsächlich realistische Heilungschancen für Long Covid und ME/CFS geben wird. Aber man kann vielleicht mit aller Vorsicht sagen, dass die Zeichen im Moment günstig stehen.

3.2 Möglichkeiten und Grenzen der Behandlung

Die Krankheitsbilder ME/CFS und Long Covid sind vielfältig. Daher müssen medizinische Behandlungen individuell abgestimmt werden. Da die Ursachen noch nicht therapierbar sind, können bislang nur einige Symptome gelindert werden.

Der wichtigste Aspekt ist zunächst eine sorgfältige Diagnostik. Dazu müssen die Schilderungen der Patient:innen ernstgenommen und gemeinsam mit ihnen nach möglichen Ursachen gesucht werden. Können andere Erkrankungen ausgeschlossen werden und steht der Verdacht von ME/CFS oder Long Covid im Raum, kann die Diagnose anhand klinischer Fragebögen abgesichert werden, z. B. der *Kanadischen Konsensuskriterien* (Carruthers et al. 2011), der *Bell-Skala* und der *Chalder-Fatigue-Skala*. Die Unterlagen stehen auf der Website der Charité Berlin und anderen Fachportalen frei zur Verfügung.

Bei frühzeitiger Diagnose und Behandlung bestehen sehr wahrscheinlich bessere Chancen, dass postvirale Erkrankungen nach ein bis zwei Jahren ausheilen und nicht chronisch werden.

Bei einem postviralen Syndrom handelt es sich vermutlich um eine paradoxe Krankheit: Zwar stehen Erschöpfung und Schwäche im Vordergrund, die Patient:innen wirken oft kraftlos und blass. Bei genauer Beobachtung geht dieser Erschöpfung jedoch etwas voraus, nämlich eine überschießende Reaktion des autonomen Nervensystems, des Hormonsystems und des Immunsystems auf Belastungen. Die Betroffenen merken dies oft an Symptomen wie Herzrasen, Zittern, Schwindel, allgemeiner Übererregung, Schlaflosigkeit, emotionaler Reizbarkeit und erhöhter Stressanfälligkeit. Der Organismus befindet sich dann in einer Art Alarmzustand. Manche kennen auch das Gefühl, gleichzeitig aufgedreht und völlig erschöpft zu sein (»wired but tired«). Es wäre also denkbar, dass die schwere Erschöpfung nicht das primäre Symptom, sondern eine Folgereaktion darstellt. Möglich wäre auch, dass der Körper fehlende Energiereserven zu kompensieren versucht, indem er für Aktivitäten sein gesamtes Arsenal an Stresshormonen, wie z. B. Cortisol und Adrenalin, zur Verfügung stellt. In jedem Fall erscheint uns diese Differenzierung außerordentlich wichtig, da sich daraus auch Aspekte für die Behandlung bzw. Linderung der Symptomatik ergeben.

»›Sie müssen unbedingt aktiviert werden!‹, riet meine Ärztin in der Anfangsphase meiner ME/CFS-Erkrankung und empfahl mir dringend Trainingseinheiten in einer ambulanten Rehabilitationseinrichtung«, berichtet ein Patient. Auf den ersten Blick scheint dies natürlich sinnvoll: Jemand, der sich oft erschöpft, schwach und gerädert fühlt, muss wieder »auf die Beine« kommen, aktiv werden, seinen »Kreislauf in Schwung« bringen. Aber jemand, der aufgrund ständig überschießender Reaktionen des Nerven- und Immunsystems erschöpft ist, braucht zunächst das genaue Gegenteil: Beruhigung, Tiefenentspannung und Regeneration. Aktvierungstherapien wie etwa die Graded Exercise Therapy (GET) haben sich hingegen nicht nur als unwirksam, sondern sogar als schädlich erwiesen.

Es gibt inzwischen durchaus symptomorientierte Behandlungsansätze, die nur leider noch viel zu selten angewandt werden. Einen aktuellen Überblick bieten Scheibenbogen et al. (2023) im Ärzteblatt. Wir empfehlen Betroffenen, diesen Artikel auszudrucken und mit ihren Ärzt:innen zu besprechen (siehe hierzu auch Kap. 8.3).

Bestandteile eines individuellen Behandlungsplanes sind häufig Nahrungsergänzungsmittel wie z.B. Magnesium, Ribose, L-Carnitin, Eisen oder Vitamin B und D. Manchen Patient:innen hilft Ginseng gegen Fatigue oder Melatonin gegen Schlafstörungen. Hinzu kommen ggf. kreislaufwirksame, schlaffördernde und schmerzstillende Medikamente aus der Schulmedizin. Bei schweren Krankheitsschüben werden manchmal vorübergehend Beruhigungsmittel verordnet, etwa niedrig dosierte Benzodiazepine (Myhill 2018; Scheibenbogen et al 2023). Auch Behandlungen mit Antihistaminika und Gabapentin werden versucht. Manchen Erkrankten hilft eine Immunadsorption mittels Apherese, also das »Auswaschen« von Autoantikörpern im Blut. Hier handelt es sich jedoch um eine aufwändige und teure Methode, deren Kosten nicht von den Krankenkassen übernommen werden.

Zusätzlich werden oft regelmäßige Entspannungsübungen und ggf. eine psychotherapeutische Begleitung empfohlen. Die kognitive Verhaltenstherapie gilt jedoch nicht mehr als Heilbehandlung, sondern kann lediglich bei der Bewältigung der Krankheit unterstützend hilfreich sein – vorausgesetzt der:die Psychotherapeut:in verfügt über Grundkenntnisse zu postviralen Erkrankungen oder ist bereit, sie sich anzueignen.

In einigen wenigen Reha-Kliniken gibt es Abteilungen, die auf die Behandlung von ME/CFS und PCS spezialisiert sind (siehe Anhang). Dazu sollte man im Vorfeld jedoch genaue Erkundigungen einholen. Schwerpunkte sind hier ebenfalls Schmerzbehandlung, Einüben von Entspannungsverfahren, Kognitionstraining, Ernährungsberatung, Stressprävention, Coping-Strategien und Ergotherapie sowie Planung der häuslichen Unterstützung und Einschätzung der Erwerbsfähigkeit. Für ME/CFS-Erkrankte mit mittelschwerer oder schwerer Symptomatik ist der Aufenthalt in einer Reha-Klinik allerdings oft nicht möglich oder sogar kontraindiziert, da die Anstrengungen zu Rückfällen und einer langfristigen Verschlechterung führen können.

In jüngerer Zeit wird im Rahmen einer Behandlung von ME/CFS und Long Covid von Expert:innen, Kliniken und Patientenverbänden immer häufiger das sogenannte »Pacing« empfohlen. Viele Betroffene haben vielleicht schon einmal davon gehört oder einige Tipps dazu im Internet gefunden. Eine konkrete und detaillierte Anleitung sucht man im deutschsprachigen Raum jedoch bis jetzt vergebens. Im Lauf meiner jahrelangen Erkrankung war ich, Katharina Jänicke, auf der Suche nach Hilfe und Unterstützung in Internet-Foren und Fachportalen auf die Pacing-Methode gestoßen. Durch eingehende Recherchen im In- und Ausland erwarb ich mir ein breites Fachwissen und moderierte schließlich ein eigenes Forum zum Pacing. Dafür stellte ich meine Kenntnisse und Erfahrungen in einem ersten Online-Workbook zusammen und konnte die Teilnehmer:innen über längere Zeit begleiten und beraten. Umgekehrt erhielt ich auch von ihnen viele Anregungen. Auf dieser Basis wurde das Pacing-Selbsthilfebuch weiterentwickelt.

Im zweiten Teil finden Sie damit nun einen umfassenden Leitfaden, wie Sie Pacing praktisch umsetzen können. Viele der beschriebenen Techniken wenden wir, die Autorinnen, selbst an und hoffen zudem, möglichst vielen Menschen mit Long Covid und ME/CFS das Leben zu erleichtern.

Teil II
Das Pacing-Selbsthilfebuch

4 Pacing lernen Schritt für Schritt

Das Leben mit einer chronischen Erkrankung wie ME/CFS oder Long Covid ist sehr kompliziert und belastend. Der Wissenschaft und den Ärzt:innen ist es bislang noch nicht gelungen, passende Behandlungsansätze und -konzepte zu entwickeln. Ärzt:innen und Fachleute können daher oft noch keine wirklichen Lotsen im Umgang mit der Erkrankung sein. Aus diesem Grund liegt sehr viel Verantwortung bei den Patient:innen selbst, ihre Erkrankung so gut wie möglich zu managen. Aufgrund der Ähnlichkeit zwischen Long Covid und ME/CFS können Strategien, die sich im Umgang mit ME/CFS als hilfreich bestätigt haben, auch wertvoll im Umgang mit Long Covid sein. Pacing ist eine nützliche Strategie für Menschen, die mit diesen Erkrankungen leben.

Pacing ist im Sinne von Selbstmanagement zu verstehen. Die Betroffenen lernen, eigenständig mit ihrer begrenzten Energie und anderen Symptomen der Erkrankung umzugehen.

Das Selbsthilfebuch gibt Anregungen, wie Pacing gelernt und konkret umgesetzt werden kann. Es sollte idealerweise Teil eines medizinischen Versorgungskonzepts sein. Übungen, Beispiele und Tipps für Menschen, die mit ME/CFS und Long Covid leben und ihre Lebensqualität durch Pacing verbessern könnten, werden beschrieben. Es ist ein hilfreiches Werkzeug, um Aktivitäten zu dosieren, das Energielevel zu erhalten und die Symptome und Beschwerden zu vermindern.

Wichtig ist, beim Durcharbeiten zu beachten, dass nicht alle Ansätze für jede:n geeignet sein müssen. Vielmehr werden verschiedene Ideen und Möglichkeiten zur Umsetzung des Pacing aufgezeigt, die von jeder:m Einzelnen erprobt und ggf. – sollten sie sich als hilfreich erweisen – weiterhin genutzt werden können. Die verwendeten Arbeitsblätter stehen zum Download auf www.klett-cotta.de mit dem entsprechenden Code (s. S. 4 dieses Buches) bereit.

Die Fragen zu den einzelnen Einheiten sollen dabei helfen, sich vertrauter zu machen mit dem vorgestellten Material und den eigenen Belastungsgrenzen. Sie regen dazu an, einen Bezug zu den eigenen Erfahrungen herzustellen und das Gelernte zu vertiefen. Für manche Betroffene könnte es hilfreich sein, die Erfahrungen, die sie mit der Bearbeitung der Fragen machen, in einem Tagebuch festzuhalten, aber auch eine »nur« gedankliche Auseinandersetzung mit den Fragen ist möglich. Es wird Zeit brauchen, mithilfe der hier vorgeschlagenen Techniken die durch die Krankheit veränderten Belastungsgrenzen besser erkennen zu lernen. Alle vorgestellten Ansätze basieren auf Erfahrungen und Konzepten, die Betroffene für sich selbst entwickelt haben.

Man sollte sich nicht überfordern und sich in kleinen Schritten mit den Elementen des Pacing vertraut machen. Wenn man seine Aufmerksamkeit und Wahrnehmung allmählich schult, werden sich Belastungsgrenzen und Räume für Aktivität erkennen lassen. Es entspricht dem Pacing, sich Zeit zu geben und sich klarzumachen, dass sich nicht alles gleich sinnhaft erschließt und manche Zusammenhänge nicht gleich offensichtlich werden.

? Wir werden uns mit folgenden Fragen beschäftigen:

- Was ist Pacing, und warum ist es wichtig für Menschen mit ME/CFS und Long Covid?
- Wie erkennen Sie Ihre Belastungsgrenzen und Zeiträume für Aktivität, die auf Ihre Bedürfnisse und Symptome abgestimmt sind?
- Welche Tools und Techniken können Sie anwenden, um Ihre Aktivitäten im Blick zu haben und Ihre Fortschritte zu verfolgen?
- Wie können Sie mit Rückschlägen und unvorhergesehenen Ereignissen umgehen und das Pacing entsprechend anpassen?

4.1 Was ist Pacing und wie hilft es Betroffenen?

Für Menschen mit ME/CFS und Long Covid, die unter dem Kardinalsymptom der Post-Exertional Malaise (PEM) leiden, ist das Pacing eine hilfreiche Strategie, schonend mit den eigenen Energieressourcen umzugehen und Überbelastung zu vermeiden.

Der Begriff Pacing stammt aus dem Englischen und kann etwa übersetzt werden mit »sich selbst das richtige Tempo vorgeben«. Das Konzept wurde in den 1980er Jahren von Dr. Ellen Goudsmit, einer englischen Pionierin des Pacing, anhand der Erfahrungen von Patient:innen sowie ihren Kenntnissen zu ME/CFS und des postviralen Erschöpfungssyndroms entwickelt (Goudsmit 2005). In den USA entstand eine weitere Strategie zum Energiemanagement namens »Envelope Theory«, die von dem Psychologen Dr. Leonard Jason entworfen wurde (Jason 2013).

Heute definiert die Deutsche Gesellschaft für ME/CFS Pacing so: »Im Rahmen von ME/CFS bezeichnet der Begriff ›Pacing‹ die Einhaltung der durch die Erkrankung vorgegebenen individuellen Belastungsgrenzen durch Aktivitäts- und Energiemanagement« (Deutsche Gesellschaft für ME/CFS 2022). Es geht also darum herauszufinden, wo die eigenen Belastungsgrenzen und wo Potenziale für Aktivitäten liegen. So kann man lernen, die eigenen, begrenzten Energiereserven besser einzuteilen und Aktivität so zu dosieren, dass es nicht zu PEM oder einem Crash führt. Wichtig ist, dass beim Pacing eine Balance zwischen Aktivität und Pausen gefunden wird, indem man gut auf den eigenen Körper hört und innerhalb seiner Energiereserven bleibt.

Durch das Pacing lernen Betroffene besser einzuschätzen, welche körperlichen, mentalen und emotionalen Überanstrengungen bzw. Aktivitäten eine Post-Exertional Malaise (PEM) oder einen Crash auslösen. Das Ziel ist es, so aktiv wie möglich zu bleiben, aber die durch Überanstrengung ausgelöste PEM oder Crashs zu vermeiden. Es besteht die Gefahr, dass sich sonst der Allgemeinzustand und somit die Lebensqualität der Betroffenen dauerhaft verschlechtern können.

Für Schwer- und Schwerstkranke ist Pacing als Konzept leider nur bedingt hilfreich, da schon unvermeidbare Tätigkeiten wie Essen, Waschen oder leichte Bewegungen hier einen Crash verursachen können. Sie sind also gar nicht in der Lage, durch Pacing die Verschlechterung nach Anstrengung wirklich zu vermeiden (Renz-Polster & Scheibenbogen 2022). Bei vielen leicht und moderat Betroffenen kann sich hingegen mit Geduld und dem strengen Einhalten der eigenen Energie- und Belastungsgrenzen der Allgemeinzustand stabilisieren und verbessern. Symptome wie beispielsweise Schmerzen in Muskeln und Gelenken, die häufig auf eine Überlastungsreaktion (PEM) zurückzuführen sind, lassen sich oftmals lindern.

Deutlich abzugrenzen ist das Konzept des Pacing von ehemals empfohlenen Aktivierungstherapien (GET), die auf einer festgelegten, schrittweisen Erhöhung der Aktivität über die eigenen Grenzen hinaus beruhen. Diese Therapien sind bei Belastungsintoleranz mit PEM kontraindiziert und können den Zustand der Erkrankten anhaltend verschlechtern. Die NICE Leitlinie für Ärzt:innen und medizinisches Fachpersonal legt fest, dass jegliche Therapien, die auf körperlicher Aktivität oder Bewegung als Heilmittel für ME/CFS basieren, nicht mehr zu empfehlen sind (Deutsche Gesellschaft für ME/CFS: Nice Guidelines für ME/CFS 2021; Scheibenbogen et al. 2023). Stattdessen empfehlen nun sowohl das amerikanische Center for Disease Control (CDC) als auch die neue Leitlinie des britischen National Institute for Health and Care Excellence (NICE) Pacing als einen Bestandteil der Behandlung von ME/CFS. Die Leitlinie der Arbeitsgemeinschaft der Wissenschaftlichen Medizinischen Fachgesellschaften e. V. (AWMF) empfiehlt ebenfalls Pacing als zentrale Maßnahme zur Vermeidung der Verschlechterung des Krankheitszustands bei Fatigue und Belastungsintoleranz mit PEM (AWMF 2023).

Eine Analyse der Aktivitätsmuster von 144 ME/CFS Patient:innen hat ergeben, dass Betroffene, die über ihre eigenen Energie-Grenzen hinaus aktiv waren, größere gesundheitliche Beeinträchtigungen zeigten als diejenigen, die ihre Grenzen einhielten (Jason et al. 2008). Dies wurde durch eine weitere Studie (O'Connor et al. 2017) und große Patientenumfragen bestätigt (ME Association 2015). Die Stabilisierung, die durch das Pacing oftmals erreicht werden kann, führt zu einer besseren Vorhersagbarkeit der Symptome und fördert das Erleben von Selbstwirksamkeit der Betroffenen. Pacing kann – wenn auch begrenzt – dabei helfen, Kontrolle über die Erkrankung zurückzugewinnen. Selbst diejenigen, die keine dauerhafte Stabilisierung ihres Funktionsniveaus erreichen, empfinden Pacing als hilfreiche Strategie im Umgang mit der Erkrankung.

Pacing hilft bei

- Erkennen der eigenen Belastungsgrenzen
- Vermeiden von Überanstrengung und PEM
- Stabilisierung des Gesundheitszustandes
- Verbessern der Vorhersagbarkeit von Symptomen
- Erleben von Selbstwirksamkeit und positiver Beeinflussung der Erkrankung
- Unterstützung der Kommunikation über die eigenen Grenzen mit anderen

4.2 PEM, Crash und der »Push and Crash Cycle«

Post-Exertional Malaise (PEM)
Das Kardinalsymptom von ME/CFS ist die Belastungsintoleranz, oder auch Post-Exertional Malaise (PEM). PEM beschreibt eine ausgeprägte, anhaltende und teilweise dramatische Verschlechterung der Symptome nach geringen Belastungen. Die individuellen Belastungsgrenzen können je nach Schweregrad der Erkrankung stark variieren. Körperliche Aktivitäten wie Laufen oder geistige Aktivitäten wie Konzentration können zu einer Zustandsverschlechterung führen. Weitere Trigger für PEM können Stress (sowohl positiver als auch negativer), orthostatischer Stress (z. b. durch aufrechte Tätigkeiten), sensorische Reize (z. b. helles Licht) und Umweltfaktoren (z. b. Temperaturwechsel) sein. Dieses Phänomen tritt auch bei einem Teil der Long Covid Betroffenen auf und erschwert das Einteilen der Energie sowie das Einhalten der eigenen Belastungsgrenzen.

PEM kann sofort oder erst mit einer Zeitverzögerung von 24 bis 72 Stunden auftreten und führt erst dann zu einer deutlich wahrnehmbaren Verschlechterung des Zustands. Da eine verzögerte PEM die Zuordnung von Symptomen und Ursachen erschwert, fühlen Betroffene sich der Erkrankung oft hilflos ausgeliefert. Häufig signalisiert der Körper erst im Nachhinein, dass man seine Belastungsgrenzen überschritten hat.

Das Regulieren von Aktivitäten ist eine besondere Herausforderung, da es oft schwierig ist abzuschätzen, wann eine Pause notwendig ist, um eine Verschlechterung der Symptome zu vermeiden. Darüber hinaus finden sich Betroffene in dem Dilemma wieder, Energie zu verspüren und Dinge tun zu wollen, trotz körperlicher und kognitiver Einschränkungen – anders als zum Beispiel Menschen mit Burnout oder Depressionen (vgl. Renz-Polster & Scheibenbogen 2022). Dies führt häufig dazu, dass sich die Erkrankten eher überlasten als schonen.

Die Workwell Foundation konnte Symptome von PEM näher differenzieren:

- **sofort spürbare Anzeichen von PEM** wie Fatigue, Kurzatmigkeit/Atemnot, Schwindel, Übelkeit, die stärker werden
- **kurzfristige Anzeichen von PEM** wie Muskel- und Gelenkschmerzen, Brain Fog (Gehirnnebel), Kopfschmerzen und Schlafstörungen, die 2–4 Tage anhalten und
- **langfristige Symptome** wie Schwäche, Funktionsbeeinträchtigung und grippeähnliche Symptome sowie kardiopulmonale Probleme, die mehr als 7 Tage anhalten können.

? Stellen Sie sich diese Fragen:

- Was ist mein erstes Signal für PEM?
- Wie lange hält PEM bei mir an?
- Verändern sich meine Symptome, werden sie schlimmer und wie verändern sie sich kurz-, mittel- und langfristig?

Crash

Die Abgrenzung zwischen PEM und Crash ist im alltäglichen Sprachgebrauch häufig fließend. Das Batemanhorne-Center beschreibt einen Crash genauer als schwere und langanhaltende Phase von PEM. Die Schwere und Dauer der Crashs können von Person zu Person und von Episode zu Episode variieren. Manche Crashs können relativ mild verlaufen und dazu führen, dass bei alltäglichen Aktivitäten »nur« die kognitive Verarbeitung beeinträchtigt ist oder bestimmte körperliche Aufgaben nicht mehr bewältigt werden können. Andere Crashs können so schwerwiegend sein, dass sie lebensbedrohlich werden, da die betroffene Person nicht mehr in der Lage ist zu gehen, zu sprechen, zu essen, zu trinken oder aufrecht zu sitzen.

Wenn eine Person einen Crash erlebt, sollte sie ihrem Körper ausreichend Zeit geben, sich zu erholen, bevor sie wieder Aktivitäten aufnimmt. Dies ist äußerst wichtig, um einen sich wiederholenden Push-Crash-Cycle zu vermeiden.

Push-and-Crash-Cycle

In angloamerikanischen Ländern wird der Teufelskreis aus Überanstrengung und Crash als »Boom-and-Bust-Cycle« oder »Push-and-Crash-Cycle« beschrieben. Dazu kommt es, wenn die Betroffenen auf die ersten Anzeichen von PEM nicht entsprechend mit Stoppen reagieren und weiterhin über ihre Belastungsgrenzen hinaus aktiv sind. Stoppt man nicht frühzeitig genug, wird sich langfristig aus der PEM ein Crash entwickeln. Im Crash sein bedeutet, dass es eine viel längere Phase der Regeneration braucht, bis sich die Symptome wieder bessern.

Hintergrund des Push-and-Crash-Cycle ist, dass Betroffene oftmals nicht ausreichend auf die Signale ihres Körpers hören oder sie sich nach einer Ruhephase besser fühlen, mehr Energie verspüren und dann zu schnell viel zu aktiv werden. Es ist wichtig, bei ersten Symptomen von PEM die Aktivität sofort und so lange zu reduzieren, bis die Symptome wieder abgeklungen sind.

Mithilfe des Pacing soll ein Gleichgewicht zwischen Aktivität und

Erholung gefunden werden, um den Kreislauf aus besseren Phasen mit weniger oder gar keinen Symptomen und sehr schlechten Phasen mit sehr starken und vielen Symptomen zu durchbrechen. Das Ziel sollte es sein, viele Tage zu haben, an denen die Symptome sich auf einem erträglichen Niveau stabilisieren.

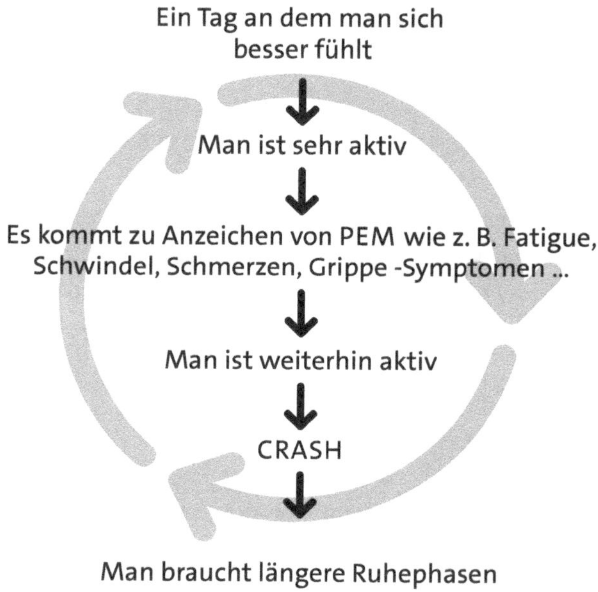

? Hier können Sie mit einer ersten Übung zum Pacing beginnen. Halten Sie kurz inne und fragen sich:

- Wie ist mein Symptom-Level, nachdem ich diesen ersten Abschnitt gelesen habe?

Legen Sie eine Pause ein, wenn Sie erste Anzeichen von Fatigue, Schwindel, Brain Fog oder anderen Symptomen verspüren.

Diese Frage können Sie sich nach jedem gelesenen Abschnitt stellen und so bereits Pacing anwenden.

4.3 Leere Batterie und Spoon-Theorie – zwei Modelle zur Beschreibung der Erkrankung

Um die Herausforderungen zu verstehen, mit denen Menschen mit ME/CFS und Long Covid bei der Einteilung ihrer geringen Energiereserven konfrontiert sind, werden oft die Metaphern der Batterie oder die Spoon Theory (Löffeltheorie) verwendet. Die Batterie symbolisiert dabei die Energiekapazität, während ein Löffel als Einheit für Energieverbrauch steht.

Vielen Betroffenen hilft das Bild einer Batterie, um eine Vorstellung von ihrem »Energiezustand« zu erhalten. Ihr Akku lädt trotz Schlaf und vieler Pausen während des Tages nicht mehr vollständig auf. Selbst an guten Tagen ist die Batterie nicht vollständig aufgeladen, so wie es die Patient:innen vor der Erkrankung kannten. Jennifer Brea beschreibt es in ihrer Dokumentation »Unrest« wie folgt: »I feel like I am a broken battery that's stuck at 10 %, and when we crash we disappear, so you never see us at our worst.« – »Ich fühle mich, als ob ich eine kaputte Batterie wäre, die nicht mehr als 10 % auflädt, und wenn wir crashen, verschwinden wir, so dass uns niemand in unseren schlimmsten Phasen sieht.« (Übers. d. Verf.)

Betroffene befinden sich mit ihrer Erkrankung ständig im Energiesparmodus, denn der defekte Akku lädt nicht mehr auf als 10 %. Die Herausforderung besteht von nun an darin, zu versuchen mit der im Akku verbliebenen Energiemenge über den Tag hinweg zurechtzukommen. Es lassen sich nicht mehr alle oder nur noch wenige Aktivitäten über den Tag verteilt mit den vorhandenen Energiereserven bewältigen.

Vorsicht ist besonders an den Tagen geboten, an denen die Batterie ein wenig voller ist. Dann besteht häufig die Tendenz, so aktiv wie möglich zu sein und all das zu erledigen, was liegen geblieben ist. Das führt dann sowohl zu einer schnellen Entleerung der Batterie als auch zu einer verlängerten Erholungszeit. Den Betroffenen bleibt nichts anderes übrig, als sich völlig erschöpft und mit vielen Symptomen auszuruhen und ihre Aktivitäten komplett einzustellen (»Push-and-Crash-Cycle«).

Beim Pacing lernen Sie, den Energieverbrauch einzelner Aktivitäten zu beurteilen, um ein komplettes Entladen der Batterie zu vermeiden. Dies geschieht durch das bewusste Einteilen der insgesamt zur Verfügung stehenden Energie in kleinere Mengen, so dass sie über längere Zeiträume erhalten bleibt, bevor die Batterie vollständig entleert ist. Der Körper kann durch das Energiemanagement und das Belassen eines kleinen Vorrats in der Batterie wieder Reserven aufbauen und für den Erholungsprozess bereitstellen.

? Fragen Sie sich:

- Wie viel Kapazität hat mein Akku heute?
- Welche Ladezeit hat mein Akku?
- Wie viel Energie kosten mich einzelne Aktivitäten?

Die Spoon-Theorie, von der US-amerikanischen Bloggerin Christine Miserandino im Jahr 2003 entwickelt, will Menschen mit einer chronischen Krankheit helfen, bewusster und besser damit zu leben. Das Konzept hat weite Verbreitung gefunden. Es veranschaulicht, wie sich die begrenzte Energie von chronisch Kranken auf ihr tägliches Leben auswirkt. Es hat außerdem dazu beigetragen, ein größeres Verständnis und Mitgefühl für betroffene Menschen zu entwickeln. Miserandino verwendet die Löffel-Metapher, um Freund:innen und Familienmitgliedern zu erklären, wie sie ihre Energie über den Tag verteilt und was sie tun kann, um Erschöpfung und Überanstrengung zu vermeiden. Sie erklärt, dass eine Person mit einer chronischen Krankheit nur eine sehr begrenzte Anzahl an »Löffeln« für einen Tag (z.B. 12 Löffel/Tag) zur Verfügung hat, während einer gesunden Person meist eine nahezu unbegrenzte Anzahl zur Verfügung steht. Wenn sie beispielsweise aus dem Bett aufsteht und sich anzieht, hat sie bereits mehrere Löffel Energie verbraucht, bevor sie überhaupt das Haus verlassen kann. Dieses Beispiel veranschaulicht, wie anstrengend und kräftezehrend schon die einfachsten Dinge des täglichen Lebens für Menschen mit chronischen Erkrankungen sein können.

Wenn alle Löffel aufgebraucht worden sind, besteht die Möglichkeit, sich vom nächsten Tag bzw. den nächsten Tagen Löffel zu leihen. Das führt jedoch dazu, dass diese an den kommenden Tagen fehlen werden und es auf Dauer immer schwieriger wird, den alltäglichen Anforderungen gerecht zu werden.

Fragen Sie sich: ?
- Wie viele Löffel stehen mir pro Tag zur Verfügung?
- Wie viele Löffel verbrauche ich z. B. beim Aufstehen und Anziehen?
- Denken Sie darüber nach, wie viele Löffel Sie für andere Tätigkeiten benötigen.

4.4 Pacing Basics

Das Wichtigste ist, die eigenen Belastungsgrenzen zu erkennen und zu akzeptieren. Dies ist der erste Schritt zu einem erfolgreichen Pacing. Das ist nicht einfach und für viele ein längerer und recht mühsamer Prozess. Sie müssen lernen, Ihr Energie-Limit und Ihre Kapazität für Aktivität angemessen einzuschätzen. Das bezieht sich sowohl auf Ihr Energie-Limit für verschiedene Tätigkeiten – wie z. B. mentale, körperliche und soziale Aktivitäten –, als auch auf Ihr Energielimit in Bezug auf die Dauer und Intensität der Aktivität. Es ist von großer Bedeutung, das Leben konsequent so zu gestalten, dass Sie innerhalb Ihrer Belastungsgrenzen bleiben können. Dieser Prozess, Schritt für Schritt Dinge in Ihrem Leben zu verändern, loszulassen, neu zu lernen, die Belastungsgrenzen zu erkennen und sich daran anzupassen, braucht Zeit. Das Selbsthilfebuch sowie die in Teil III vorgestellten mentalen Strategien zur Krankheitsbewältigung unterstützen Sie dabei.

Ein Weg könnte sein, in einer ersten Phase alle Aktivitäten auf das Notwendigste zu reduzieren und so viel wie möglich an andere abzugeben, so dass Ihre Symptome nicht schlimmer werden und Sie keine PEM mehr bekommen. So kann sich Ihr Zustand in einer ersten Phase stabilisieren. In einer zweiten Phase sollte das Level der Aktivität, die ohne das Auftreten von PEM möglich ist, über einen längeren Zeitraum gehalten werden, und die Symptome sollten nachlassen. Die dritte Phase beinhaltet den Versuch, langsam und vorsichtig aktiver zu werden. Wichtig ist hierbei, darauf zu achten, dass die Symptome sich nicht wieder verschlimmern (Dahl 2018).

Andere Strategien, die Ihnen helfen können:

- feste Pausen am Tag planen und Hilfsmittel benutzen (z. B. Rollstuhl, Duschstuhl, Ohrenstöpsel oder Pulsuhr)
- die Aktivitäten anhand verschiedener Kriterien (Dauer/Strecke/Belastungsgrad) limitieren und nur für kurze Einheiten aktiv sein
- trainieren, die eigene Situation zu akzeptieren und nicht gegen sich zu arbeiten
- Pacing-Regeln in den Alltag zu integrieren und lernen, klare Grenzen zu setzen und ›nein‹ zu sagen, wenn Sie Ihre Belastungsgrenze erreicht haben
- auf die Warnsignale Ihres Körpers achten
- und dies alles so konsequent wie möglich einzuhalten.

Alles, was Sie tun, sollte für Sie nachhaltig sein und immer wieder ausgeführt werden können, ohne zu crashen. Überprüfen Sie regelmäßig, ob Ihre Erwartungen an Ihre Aktivitäten und Ziele realistisch sind und im Einklang mit Ihren Belastungsgrenzen stehen.

Wenn Sie unsicher sind, ob Sie weitermachen können oder nicht, nehmen Sie sich die Zeit zu überlegen, ob es nicht besser ist, eine Pause einzulegen. Schauen Sie auf Ihre körperlichen Symptome und prüfen Sie, ob Sie bereits an Ihre Belastungsgrenze gelangt sind. Wenn Sie das Gefühl haben, dass Sie weitermachen können, gehen Sie langsam und schrittweise vor, um sicherzustellen, dass Sie innerhalb Ihrer Grenzen bleiben. Wenn Sie jedoch das Gefühl haben, dass eine Pause notwendig ist, sollten Sie diese auch einlegen.

Finden Sie für sich eine stimmige Balance aus aktiven und ruhigen Phasen. Grundsätzlich gilt, dass beim ersten Auftreten von Warnsignalen (s. Kap. 5.6) eine Pause notwendig ist. Für Menschen mit ME/CFS und Long Covid ist z. B. Fernsehen, Musik hören oder Lesen eine Aktivität und keine Pause. In einer Pause sollte keine Energie verbraucht werden. Am besten ist es, sich dafür hinzulegen. Pausen helfen, die Batterie aufzuladen und Symptome zu lindern.

Dr. Charles Shepherd schreibt: »Without rest recovery will not occur« – ohne Ruhe wird keine Verbesserung eintreten (Shepherd 1999; Übers. d. Verf.). Wer eine milde Symptomatik hat, braucht vielleicht nur einige fünfminütige Pausen am Tag. Menschen mit einem »moderaten« Grad von ME/CFS brauchen in der Regel mehrere lange Pausen und oft zusätzlich kurze Pausen dazwischen. Menschen, die bettlägerig sind, müssen sich den ganzen Tag ausruhen und können die Ruhephasen mit kurzen Aktivitäten unterbrechen. Sie sollten sich so lange ausruhen, bis Sie sich wieder besser fühlen. Versuchen Sie, mental zur Ruhe zu kommen, denn auch Denken kostet Energie.

Dahl (2018) beschreibt unterschiedliche Arten von Ruhe bzw. Pausen, die für das Pacing von Bedeutung sind. Die »reparierende Ruhe« ist eine, die Sie einlegen, wenn Sie zu viel getan haben und sich ausruhen müssen. Dies ist die geläufigste Form der Ruhe für Menschen mit ME/CFS und äußerst wichtig, um auf das Niveau vor der Anstrengung zurückzukommen. Sie spüren, wie Ihre Energie langsam zurückkommt und Ihre Symptome nachlassen. »Heilende Ruhe« hingegen entsteht, wenn Sie sich weiter ausruhen, obwohl Sie sich schon ausgeruht fühlen. Das kann ziemlich einschränkend und langweilig sein, denn wie selbstverständlich machen wir mit einer Tätigkeit weiter, bis wir uns müde fühlen, und ruhen uns dann so lange aus, bis wir wieder aktiv sein können. Das ist die natürliche Art, Dinge zu tun, aber auf diese Weise sind alle Ruhepausen »Reparaturpausen« und keine »Heilungspausen«. So bleibt keine Energie für die Genesung übrig. Der Umfang der »heilenden« Pausen ist jedoch ausschlaggebend dafür, wie wirksam das Pacing langfristig ist. Wenn Sie jeden Tag eine kleine »Heilungspause« einlegen, können Sie mit etwas Glück eine langsame Verbesserung Ihrer Gesundheit feststellen.

Fragen Sie sich: ?

- Was passiert, wenn ich die Aktivität abbreche, bevor ich Symptome bekomme?
- Welchen Effekt hat es, wenn ich mich ausruhe, auch wenn ich das Gefühl habe, dass ich es gar nicht brauche?

5 Pacing Praxis: Hilfen zur Selbstbeobachtung

5.1 Das Symptomtagebuch

Ein wichtiger Schritt für das Pacing ist das Führen eines Symptomtagebuches. Die Symptome sind bei ME/CFS und Long Covid meist sehr komplex, und ein Symptomtagebuch hilft Ihnen, einen Überblick über Ihre Beschwerden und deren Verlauf zu bekommen. In einem nächsten Schritt können Sie dann herausfinden, wo Ihre persönlichen Belastungsgrenzen liegen. Ein Symptomtagebuch zeigt die Möglichkeiten auf, das eigene Verhalten besser anzupassen und so die Symptome zu lindern. Aktivitäten, die über Ihre Grenze hinausgehen, führen zu einer Zunahme der Symptome. Je länger Sie sich weiter anstrengen, desto schlimmer werden die Symptome. Sie sind Warnzeichen, die zeigen, dass Sie zu viel gemacht haben (Dahl 2018). Ein vorsichtiges Experimentieren mit Aktivitäten hilft, genauer zu identifizieren, was Ihre Symptome verursachen könnte.

Ein beispielhaftes und sehr umfassendes Symptomtagebuch für ME/CFS können Sie unter »ME/CFS Das Portal für Betroffene« unter folgendem Link finden: https://www.me-cfs.net/images/Pacing/Symptomtagebuch.pdf

Wenn Ihnen die Liste zu komplex erscheint, konzentrieren Sie sich zunächst auf Ihre Hauptsymptome und beobachten diese im Tages- und Wochenverlauf.

Anleitung für das Arbeitsblatt Nr. 1: Symptomtagebuch – Meine 5 Hauptsymptome

Füllen Sie täglich Ihr Symptomtagebuch aus. Es macht Sinn, die Symptome drei Mal am Tag zu dokumentieren (morgens/mittags/abends) und auf einer Skala von 0–10 zu bewerten (0 = keine Symptome, 1–3 = milde Symptome, 4–6 = moderate Symptome, 7–9 = starke Symptome und 10 = sehr starke Symptome). So können Sie feststellen, ob Ihre Symptome sich im Tagesverlauf verändern.

Beispiel für das Arbeitsblatt Nr. 1: Symptomtagebuch – Meine 5 Hauptsymptome

Symptome auf einer Skala von 0–10 (0 = keine, 1–3 milde, 4–6 = moderate, 7–9 = starke und 10 = sehr starke Symptome)

Symptome		Mo	Di	Mi	Do	Fr	Sa	So
Schmerzen	morgens	3	2	2	8	5	5	2
	mittags	6	2	4	7	6	3	2
	abends	3	3	8	7	7	2	3
Fatigue	morgens	4	4	7	8	8	5	5
	mittags	4	4	7	8	6	4	5
	abends	5	6	9	8	5	5	6
Grippe-Symptome	morgens	2	3	3	7	7	4	3
	mittags	3	4	5	8	7	4	4
	abends	7	7	9	9	7	3	5
Übelkeit	morgens	0	0	2	8	5	4	0
	mittags	3	0	5	8	7	5	1
	abends	0	0	8	8	8	4	0
Brain Fog	morgens	0	0	0	4	3	1	0
	mittags	3	0	8	5	2	0	1
	abends	5	3	6	5	0	1	1

Stellen Sie sich bei der Betrachtung Ihres Symptomtagebuchs diese Fragen:

- Was sind meine stärksten Symptome?
- Welche Symptome treten zuerst auf? Welche folgen?
- Sind alle Symptome dauerhaft vorhanden oder fluktuierend?
- Erkennen Sie einen Zusammenhang zwischen Ihren Symptomen?

- Sind sie in ihrer Intensität gleichbleibend oder verändern sie sich im Verlauf des Tages/der Woche?
- Was ist vorher passiert?
- Was könnte das bezogen auf Ihre Aktivität bedeuten?
- Gibt es bestimmte Tageszeiten, in denen die Symptome häufiger auftreten?
- Kann es damit zusammenhängen, was Sie vor oder während dieser Zeiten getan haben?
- Gibt es Symptome, die vor allem bei bestimmten Aktivitäten (körperliche, kognitive, soziale, emotionale) auftreten und welche sind das?

5.2 Schrittzähler und Pulsuhr

Schrittzähler

Ein Schrittzähler oder auch Pedometer ist ein elektronisches Gerät, das die Bewegung des Körpers misst. Diese Funktion haben zum Beispiel auch viele Smartwatches und es gibt Schrittzähler-Apps für das Smartphone. Die Anzahl der Schritte, die Sie pro Tag gegangen sind, wird automatisch ermittelt. So ein einfacher Schrittzähler kann helfen, eine Vorstellung von Ihrem aktuellen Limit für körperliche Aktivität pro Tag zu erhalten. Finden Sie heraus, wie viele Schritte Sie pro Tag regelmäßig gehen können, ohne PEM zu bekommen.

Pulsuhr

Ein weiteres Mittel, das sich bewährt hat, ist Pacing auf Grundlage der Herzfrequenz, die mithilfe einer Pulsuhr gemessen wird. Diese zeigt die Belastungsgrenze für die jeweilige Aktivität an. Steigt die Herzfrequenz über einen bestimmten Wert an, so ist das der Punkt, die Aktivität zu stoppen, bis der Herzschlag wieder im Ruhepulsbereich liegt.

Der Grundgedanke besteht beim Pacing mit Pulsuhr darin, die Herzfrequenz unter der anaeroben Schwelle (Beanspruchung der Muskeln ohne Zugabe von Sauerstoff) zu halten, um eine Verschlimmerung der Symptome nach Anstrengungen zu vermeiden. Bei Menschen mit ME/CFS sei das aerobe System beeinträchtigt, so Dr. Van Ness von der Workwell Foundation. Ziel solle es sein, sich nie länger als zwei Minuten über seiner anaeroben Schwelle zu befinden, denn das könne eine der Ursachen von PEM sein. Besonders auch an guten Tagen sollte man regelmäßig auf die Pulsuhr schauen oder sich einen Alarm setzen, um auf notwendige Pausen aufmerksam gemacht zu werden.

Für ME/CFS-Patient:innen gilt, dass die anaerobe Schwelle deutlich niedriger liegt als bei Gesunden, deshalb wird nur 55 % des Normalwerts als Grenze genutzt.

Die Formel lautet:
(220–Lebensalter) x 0,55 = maximale Herzfrequenz

Die angestrebte Herzfrequenz für das Pacing wird von Betroffenen oft als sehr niedrig empfunden, da sie, um unter dem errechneten Puls-Wert zu bleiben, überraschend schnell Pausen einlegen müssen, bis sich die Herzfrequenz wieder beruhigt hat. Bestimmte Aktivitäten können dann nicht mehr ohne weiteres ausgeführt werden. Dies kann sehr frustrierend sein. Das System hat sich aber insbesondere für Pacing-Anfänger:innen bewährt, da es ein äußeres, objektives Signal bei körperlicher Überlastung gibt. So bekommen Sie ein Gespür für Ihre Belastbarkeit und Ihre Grenzen. Da manche Menschen sich auch bei niedriger Herzfrequenz überfordern können, ist es allein aber kein Garant dafür, die eigenen Grenzen nicht mehr zu überschreiten. Die Pulsuhr warnt in der Regel nicht bei emotional oder kognitiv anstrengenden Tätigkeiten.

5.3 Aktivitäten einordnen und bewerten

Aktivitäten vorausschauend zu organisieren und zu planen hilft, Überanstrengung zu vermeiden. Sie sollten Ihre Aktivitäten bewusst durch Regeln begrenzen. Das kann sehr schwierig sein, weil Sie daran gewöhnt waren, Ihr Leben ohne Einschränkungen zu leben. Viele Dinge in unserem Alltag sind ziemlich automatisiert und wir tun sie einfach, ohne viel darüber nachzudenken. Die Erkrankung macht es notwendig, sich der Faktoren bewusst zu werden, die unsere Fähigkeit beeinflussen, eine bestimmte Aufgabe zu erfüllen. Es wird viele Faktoren geben, die beeinflussen, ob eine Aktivität für Sie zu schaffen ist oder nicht. Im Folgenden werden einige dargestellt, um Ihnen einen Eindruck zu vermitteln, wie viele verschiedene Faktoren in das vermeintlich einfache Ausführen einer einzelnen Aktivität einfließen. So lernen Sie, Aktivitäten in kleinere Einheiten einzuteilen und Ihr Pacing zu verbessern. Vielleicht sind Sie nicht immer in der Lage, Überlastungen bei Aktivitäten zu identifizieren. Sie konzentrieren sich auf körperliche Aktivitäten und vergessen dabei womöglich, dass Energie für alle Arten von Aktivitäten, einschließlich emotionaler, mentaler und sozialer Aufgaben, benötigt wird.

Einer der ersten Schritte im Umgang mit ME/CFS und Long Covid besteht darin, sich seines alltäglichen Lebensstils, der Energie, die man für alle Aktivitäten benötigt und der damit zusammenhängenden Komplexität bewusst zu werden. Die Erkrankung fordert uns heraus, alle Aktivitäten genauer zu analysieren und so zu modifizieren, dass sie möglichst nicht zum Crash führen. Anfangs haben wir häufig noch das Gefühl, dass wir an einem Tag nichts getan oder geschafft haben. Das liegt daran, dass wir unser gegenwärtiges Aktivitätsniveau mit unserem früheren vergleichen, ohne zu bedenken, wie selbst kleinste alltägliche Aktivitäten seit der Erkrankung unsere Symptome beeinflussen können. (vgl. Penman & Woolnough 2012)

Körperliche Aktivität

Körperliche Aktivitäten verbrauchen Energie. Es sind z. B. Aktivitäten wie Duschen, Anziehen, Kochen, Putzen, Wäsche waschen, Gärtnern, Einkaufen, spazieren gehen, Auto fahren, Arbeiten etc. gemeint.

Kognitive Aktivität

Dies sind Aktivitäten, die mit der Wahrnehmung zu tun haben, wie z. B. die Wahrnehmung der Umwelt über unsere Sinne (z. B. Riechen,

Schmecken und Hören), das Denken und das Speichern von Informationen. Hierzu gehören Aktivitäten wie Tätigkeiten am PC, lesen, Hausaufgaben machen, übers Pacing lernen etc.

Soziale Aktivität

Soziale Aktivitäten beziehen sich auf Interaktionen mit anderen Menschen, egal ob in direktem Kontakt, am Telefon oder via E-Mail. Es kann sein, dass Sie mit einer Person länger Zeit verbringen können als mit einer anderen. Auch die Umgebung, in der man sich trifft, kann das Pacing beeinflussen. Möglicherweise können Sie sich zu Hause länger mit einer Freundin treffen als an einem öffentlichen Ort wie einem Café oder Restaurant. Dort führen oft weitere Faktoren, wie z. B. ein »sensorischer Overload«, eine »sensorische Überforderung«, durch Umgebungsreize dazu, dass Ihre Energie schneller aufgebraucht wird. Die Umgebungsbedingungen Ihrer Aktivität wirken sich auf Ihre Belastungstoleranz aus. Dies gilt auch für die Anzahl der Personen, mit denen Sie sich treffen.

Emotionale Aktivität

Emotionale Reaktionen auf Situationen und bevorstehende Aktivitäten können die Symptome ebenfalls verschlimmern und so das Pacing beeinflussen. Auslöser können sowohl positive wie negative Ereignisse sein. Die durch starke Emotionen verbrauchte Energie ist nicht mehr für andere Aktivitäten verfügbar, und dies sollte beim Pacing berücksichtigt werden. Es macht Sinn, emotional triggernde, d. h. belastende, aufwühlende Situationen (auch Gedanken und Vorstellungen können dazugehören) zu identifizieren und so gut es geht zu vermeiden.

Alle Aktivitäten sind gekennzeichnet durch viele unterschiedliche Eigenschaften, die für das Arbeiten mit Pacing von Bedeutung sind:

Sensorischer Overload (sensorische Überforderung)

Einen sensorischen Overload erkennen Sie daran, dass es aufgrund konkurrierender Sinneseindrücke schwierig wird, sich zu konzentrieren – also eingehende sensorische Reize zu unterscheiden. Der sensorische Overload wird erklärt mit einer Überempfindlichkeit gegenüber unterschiedlichen Reizen in der Umwelt, wie z. B. Licht, Geräusche, Vibrationen und Gerüche. Sie haben dann das Bedürfnis, etwa Augen oder Ohren vor äußeren Reizen zu schützen. Sie können sich auch übermäßig aufgeregt, aufgedreht oder ängstlich und zittrig fühlen, oder sich als extrem reizbar erleben und große Unruhe in sich wahrnehmen. Der Overload kann sich auch in einer höheren Empfindlichkeit gegenüber Textilien oder anderen Dingen, die an der Haut reiben, zeigen.

Zeitdauer (Länge)

Je länger Sie einer Aktivität nachgehen, desto mehr Energie wird benötigt. Es ist einfach, sich ein Zeitlimit für eine Aktivität zu setzen. Sie können eine sog. Baseline für jede Aktivität setzen. In Kapitel 6.3 werden Sie mehr zum Thema Baseline erfahren. Die festgelegte Zeitdauer sollte davon abhängen, wie lange und wie häufig Sie die Aktivität ohne PEM tolerieren können.

Aktivität	Dauer
Lesen	5 Min, ca. 4x in der Stunde mit 10 Min Pause dazwischen
Handy scrollen	20 Min, ca. 1x in der Stunde, ca. 6x am Tag
Telefonieren	ca. 30 Min, 1x in der Woche

Distanz

Die Distanz dient als ein sinnvoller Maßstab für Aktivitäten, die Bewegung bzw. Strecken beinhalten wie laufen, mit dem Rollstuhl fahren, Auto fahren etc. So kann genau beschrieben und festgehalten werden, welche Distanzen Sie sich zumuten können; zum Beispiel einmal um den Block oder bis zum Ende der Einfahrt laufen, mit dem Auto bis ins nächste Dorf oder mit dem Rollstuhl bis zum Supermarkt fahren. Diese Einteilung hilft, Ihre Baseline für bestimmte Aktivitäten zu finden und einzuhalten.

Geschwindigkeit

Allgemein ist ein Reduzieren von Geschwindigkeit bei allen Aktivitäten ratsam. Wir sind daran gewöhnt, Dinge in einem bestimmten Tempo zu erledigen und es mag schwer sein, dies zu verändern. Sie sollten sich angewöhnen, immer wieder kurz innezuhalten, den Blick in die Umgebung schweifen zu lassen und auf körperliche Empfindungen zu achten, denn so können Sie lernen zu entschleunigen.

Kraft

Das Augenmerk liegt hier auf Aktivitäten, die Ausdauer und Muskelkraft benötigen. Die Aktivität sollte zu Beginn wenig anstrengend gestaltet werden. Wenn dies über längere Zeit ohne PEM gelingt, dann können Sie allmählich versuchen, langsam die Intensität und Dauer zu steigern.

Komplexität

Insbesondere bei kognitiven Aktivitäten ist die Fähigkeit, sich auf mehrere Dinge gleichzeitig zu konzentrieren, reduziert. Zum Beispiel kann es schwerfallen, zu telefonieren und sich zugleich einen Termin zu merken. Hilfreich ist dann das Vereinfachen, sich nur auf eine Sache konzentrieren und diese erledigen, bevor Sie etwas Neues angehen. Zusätzliche Faktoren wie Hintergrundgeräusche und Ablenkungen sollten möglichst vermieden werden (Penman & Woolnough 2012).

Klären Sie für sich folgende Fragen: ?

- Welche der oben beschriebenen Faktoren (wie z.B. ob eine Aktivität körperlich fordernd ist oder eine große Distanz zurückgelegt werden muss) wirken sich besonders stark auf die Aktivitäten aus, die ich noch tun kann?
- Welche dieser Faktoren (auch z.B. das gemeinsame Auftreten von mehreren Faktoren) erlebe ich als besonders anstrengend und belastend?

5.4 Was sind Ihre Energiefresser?

Finden Sie heraus, wieviel Energie Sie für Aktivitäten benötigen. Sie werden feststellen, dass Sie nicht für jede Aktivität die gleiche Menge an Energie benötigen. Ein ungefähres Abschätzen der nötigen Energiemenge reicht zunächst vollkommen aus. Verlassen Sie sich dabei auf Ihr Gefühl und auf Ihre bisherigen Erfahrungen mit dem Einüben des Pacing.

Anleitung für das Arbeitsblatt Nr. 2: Liste von Aktivitäten

- Erstellen Sie eine Liste aller Aktivitäten, die Ihnen einfallen. Alternativ – sollten Sie nur wenig Energie zur Verfügung haben – beginnen Sie mit einer Liste von Dingen, die Sie noch tun können.
- Erfassen Sie Ihre Aktivitäten möglichst umfassend!
- Arbeiten Sie dann Ihre Liste durch und kreuzen an, ob die Aktivität in Bezug auf Ihren Energiebedarf sehr anstrengend, anstrengend oder leicht ist. So entwickeln Sie ein Gefühl dafür, wie anstrengend die jeweiligen Aktivitäten für Sie sind.

Denken Sie daran, dass die Aktivitäten kognitive, emotionale, soziale und physische Energie »fressen« können. Wenn Sie möchten, können Sie auch dies auf Ihrer Liste notieren. Sie können einer Aktivität auch mehr als eine Kategorie zuordnen, wenn Sie der Meinung sind, dass andere Umstände bestimmen könnten, wie viel Energie die Aktivität erfordern würde. Zum Beispiel könnte Sie der Spaziergang im Rollstuhl mittelmäßig viel Energie kosten, würden Sie laufen, wäre der Energieverbrauch sehr hoch. Berücksichtigen Sie, dass soziale Kontakte sowohl körperliche als auch emotionale und kognitive Energie erfordern.

Beispiel für das Arbeitsblatt Nr. 2: Liste meiner Aktivitäten
(s = soziale Aktivität; e = emotionale Aktivität; k = kognitive Aktivität; p = physische Aktivität)

Aktivitäten	sehr anstrengend	anstrengend	leicht
Im Bett liegen			X
Telefonieren	X (s* + e*)		
Lesen		X (k*)	
Haare waschen	X (p*)		
Essen kochen		X (k* + p*)	
Am Laptop arbeiten, im Liegen		X (k*)	
Yoga Nidra			X
Musik hören		X	
Laufen	X (p*)		
Sitzen		X (p*)	
Besuch von einer Person		X (k* + s* + e* + p*)	
Besuch von mehreren Personen	X (k* + s* + e* + p*)		
TV schauen			X (k*)
Wäsche waschen		X (p*)	
Social Media		X (k* + e* + s*)	
Meditation			X
Hörbuch hören			X (k*)
Arztbesuch	X (k* + e* + s*))		
anziehen			X (p*)

Betrachten Sie die Liste Ihrer Aktivitäten und stellen Sie sich diese Fragen: ?

- Gibt es ein Muster, wenn ich die Dinge auf meiner Liste anschaue? Sind bestimmte Arten von Aktivitäten für mich sehr, mittel oder wenig energieraubend, z. B. Bewegungsaktivitäten?

- Schätzen Sie Aktivitäten hinsichtlich ihres Anstrengungsgrades ein. Verbraucht zum Beispiel Fernsehen wirklich weniger oder eher mittelmäßig viel Energie im Vergleich zum Entspannen im Garten oder im Bett?
- Vergleichen Sie, welche unterschiedlichen Körperempfindungen Sie bei welchen Aktivitäten wahrnehmen.
- Gibt es spezifische Aspekte, die eine Aktivität in Abhängigkeit von der Körperhaltung und der Dauer (z. B. längeres Stehen) anstrengender machen?
- Ist ein bestimmter Typ von Aktivität anstrengender für mich als andere?
  - Kognitive, soziale oder körperliche Aktivitäten sind unterschiedlich anstrengend
  - Tätigkeiten im Liegen sind weniger anstrengend als Tätigkeiten im Sitzen oder Stehen
  - Selbstbestimmte Aktivitäten verbrauchen oft weniger Energie als von außen vorgegebene Aktivitäten
  - Auch die Umgebung beeinflusst das Anstrengungsniveau einer Aktivität (ein ruhiger Raum oder eine laute Umgebung, ein Gespräch im Liegen aus dem Bett heraus, die Anzahl beteiligter Personen – alles das kann von Bedeutung sein)
  - Ihre emotionale und körperliche Befindlichkeit zum Zeitpunkt der Aktivität wirkt sich natürlich ebenfalls aus (Konflikte, Ängste oder Stress)
- Welche der anstrengenden Tätigkeiten stehen meinem Pacing im Weg?
- Kann ich diese Tätigkeiten vereinfachen, delegieren oder sogar aufgeben?

5.5 Das Aktivitätenprotokoll

Das tägliche Ausfüllen des Arbeitsblattes »Aktivitätenprotokoll« soll Ihnen helfen, einen möglichst vollständigen Überblick über Ihre Aktivitäten zu erhalten und mögliche Belastungsgrenzen zu erkennen.

Damit erfassen Sie auch Ihr Gesamtbefinden (morgens und abends), Ihre Schlafqualität und die körperlichen Aktivitäten (z. B. die Anzahl der Schritte pro Tag). Es kann sich lohnen, schon im Verlauf des Tages die Aktivitäten zu dokumentieren.

Durch das Aktivitätenprotokoll erhalten Sie ein besseres Bild Ihrer Energiekapazitäten. Wenn Sie Ihr Symptomtagebuch (vgl. Arbeitsblatt Nr. 1) und Ihr Aktivitätenprotokoll zusammen ansehen, lässt sich ggf. ein Zusammenhang zwischen Ihren Symptomen und Ihren Aktivitäten erkennen. Eine Zunahme Ihrer Symptome könnte bedeuten, dass Sie näher an Ihre Belastungsgrenzen kommen. Dies sollte ein Anlass sein, mithilfe des Aktivitätenprotokolls die letzten Tage zu reflektieren. Sind Sie zu aktiv gewesen? Waren einzelne Aktivitäten zu anstrengend?

Die folgenden Beispiele können helfen, eigene Schlussfolgerungen aus Ihren Aufzeichnungen zu ziehen. Sie sollten immer nach Hinweisen suchen, ob Sie innerhalb Ihrer Belastungsgrenzen aktiv sind oder darüber hinausgegangen sind:

- Gestörter Schlaf oder wenig Energie am Morgen könnten Hinweise darauf sein, dass Sie sich am vorherigen Tag oder auch an den Tagen davor eher überlastet haben. Schauen Sie sich die Aktivitäten der letzten Tage in Ihrem Aktivitätenprotokoll an und überlegen Sie, was zu viel gewesen sein könnte. Ihr Körper fordert wahrscheinlich ein, langsamer zu werden und mehr zu ruhen.
- Wenn Sie sich nach einem Tag, an dem Sie außergewöhnlich viele Schritte gemacht haben, ein bis drei Tage später nicht gut fühlen und Ihre Symptome stärker werden, könnte das ein Anzeichen dafür sein, dass Sie sich mit der Anzahl der Schritte überlastet haben.
- Ein Tag, an dem Sie mehrere für Sie sehr anstrengende Aktivitäten dokumentiert haben, könnte dazu führen, dass Ihr Befinden sich in den darauffolgenden Tagen deutlich verschlechtert. Dies können Sie anhand des Symptomtagebuchs überprüfen und ggf. bestätigen.
- Das morgendliche und abendliche Einschätzen der Energie ist wichtig, um zu klären, ob Sie tagsüber innerhalb Ihrer Belastungsgrenzen bleiben. Der Vergleich zwischen der Energie am Morgen und

am Abend ist ein Hinweis, wie viel Energie Sie während des Tages verbraucht haben und wie Sie in den Tag starten.

Sie lernen durch diese Hinweise, sensibler dafür zu werden, welche Aktivitäten oder welche Anzahl von Aktivitäten über Ihrer Belastungsgrenze liegen. Schauen Sie an den Stellen, an denen Sie sich noch unsicher fühlen oder sich die Zusammenhänge nicht erschließen, noch einmal genauer hin.

Anleitung für das Arbeitsblatt Nr. 3: Aktivitätenprotokoll / Tagesübersicht

- Tragen Sie morgens das Datum ein und bewerten Sie Ihre Schlafqualität auf einer Skala von 1–5 (1 = sehr schlecht, 2 = schlecht, 3 = ok, 4 = gut, 5 = sehr gut).
- Geben Sie die Gesamtzahl der Stunden, die Sie geschlafen haben, in die vorhandenen Felder ein.
- Schätzen Sie ein, wieviel Energie Sie an diesem Morgen zur Verfügung haben. Tragen Sie den entsprechenden Wert von 0–10 ein (0 = keine Energie, 1 = sehr wenig Energie und 10 = viel Energie) in das Feld ein. Wiederholen Sie dies am Abend.
- Notieren Sie in den entsprechenden Feldern, welche Aktivitäten (wann und wie lange) Sie über den ganzen Tag verteilt durchgeführt haben und bewerten Sie diese (war es zu viel oder war es angemessen?). Machen Sie an die jeweilige Aktivität direkt einen Haken für »Es war ok«, ein X für »Das war zu anstrengend« und ein Fragezeichen für »Das weiß ich noch nicht genau«.

Sich dessen bewusst zu werden, was genau Sie machen, wie lange Sie sich damit beschäftigen, wie anstrengend die Tätigkeit für Sie ist und wie Sie sich dabei fühlen, ist besonders wichtig, denn es hilft Ihnen, mit Ihren Aktivitäten innerhalb Ihrer Belastungsgrenzen zu bleiben. Sie können zusätzlich Textmarker nutzen, um sehr anstrengende, mittel anstrengende, wenig anstrengende Aktivitäten sowie Pausen farblich zu unterscheiden.

Beispiel für das Arbeitsblatt Nr. 3: Das Aktivitätenprotokoll

Datum: Mo: 09.06.22

Schlafqualität: 1 = sehr schlecht, 2 = schlecht, 3 = ok, 4 = gut, 5 = sehr gut	3
Schlafdauer:	8 h
Energie auf einer Skala von 0–10 zu BEGINN des Tages	8

Uhrzeit	Aktivitäten
08:00	Aufwachen, langsam aufstehen, die Treppen nach unten gehen (30 min) Müsli zubereiten (5 min) ✓, am Tisch frühstücken (15 min) ✓
09:00	Überschriften der Zeitung lesen (30 min) ?, Pause im Bett (10 min), Social Media am Handy (20 min) ✓,
10:00	Duschen im Sitzen (5 min) ✓, Pause (25 min), Zähne putzen (5 min) ✓, Pause (15 min), Anziehen (10 min) ✓
11:00	Hörbuch hören ✓, Snack essen ✓
12:00	Spülmaschine ausräumen (10 min) ✓, Pause auf dem Sofa (10 min), am Tisch sitzen und bei der Vorbereitung des Mittagessens helfen (30 min) ?, Pause (10 min)
13:00	Mittagessen ✓
14:00	Pause mit angeleiteter Entspannung und Mittagschlaf ✓
15:00	Häkeln auf dem Sofa (25 min) ✓, Pause (15 min), Häkeln (20 min) ?
16:00	Vom Sofa mit meinem Hund spielen und kuscheln, Snack essen,
17:00	Spazierfahrt mit dem E-Rollstuhl, meinem Partner und unserem Hund (20 min) ✗, Pause (40 min)
18:00	Abendbrot im Bett ✓, mit meinem Partner quatschen ✓
19:00	Atemübungen (30 min) ✓, Wäsche waschen (15 min) ✓
20:00	Fernsehen ✓
22:00	Fürs Bett fertig machen ✓, angeleitete Traumreise ✓
23:00	Schlafen

Anzahl der Schritte / Tag, Dauer des Spaziergangs / Tag	2000 Schritte
Anzahl der aktiven Stunden / Tag	5
Energie auf einer Skala von 0–10 zum Ende des Tages:	5

? Fragen Sie sich dazu:

- Was hat heute gut geklappt?
- Was hat nicht funktioniert?
- Erkennen Sie ein Muster in Ihren Aktivitäten (z. B. morgens sehr aktiv und am Abend geht dann gar nichts mehr)?
- Sehen Sie einen Zusammenhang zwischen dem Umfang Ihrer Tätigkeiten und der Qualität Ihres Schlafes?
- Welche Aktivitäten haben Sie am Morgen gemacht, die möglicherweise Ihre ganze Energie schon verbraucht haben?
- Können Sie die Aktivitäten anders über den Tag oder die Woche verteilen?
- Welche Aufgaben müssen Sie unbedingt erledigen, und welche können Sie delegieren, vereinfachen oder aufgeben?
- Erkennen Sie ein Muster über mehrere Tage hinweg (z. B. die Woche über aktiv, Crash am Wochenende)?
- Bei welchen Aktivitäten (kognitiv, körperlich etc.) liegt Ihr Schwerpunkt?
- Gibt es eine gute Balance?
- Können Sie Aktivitäten identifizieren, die in kleinere Einheiten aufgeteilt werden könnten?
- Ruhen Sie sich erst aus, wenn Sie erschöpft sind oder schon, bevor Sie Symptome bemerken? Die Empfehlung ist, sich auszuruhen, *bevor* Symptome auftreten.
- Gibt es noch genug schöne Dinge, die Sie tun?

5.6 Wie kann die Symptom-Ampel helfen?

Die Symptom-Ampel ist ein hilfreiches Werkzeug, um Warnsignale des Körpers frühzeitig zu erkennen, eine wichtige Übung für erfolgreiches Pacing. Diese Signale können sehr subtil sein und sind nicht nur physischer Natur wie Schmerzen oder Müdigkeit. Gereiztheit, Stress, Schlaflosigkeit oder Konzentrationsschwäche können ebenfalls Zeichen dafür sein, dass Sie zu aktiv sind. Dabei hilft die Symptom-Ampel. Jeder kennt das Prinzip einer Ampel: Bei Rot stehenbleiben, Gelb heißt Achtung, bei Grün kann man gehen. Dieses Prinzip wenden wir für Ihre Symptome an.

Anleitung für die Arbeitsblätter Nr. 4/5: Symptom-Ampel:

Vor dem Ausfüllen der Arbeitsblätter »Symptom-Ampel« fragen Sie sich:

- Welche Symptome kann ich mit meiner Symptom-Ampel erfassen?
- Was sind Symptome, mit denen mir mein Körper ganz deutlich das rote Licht und ein »Stopp« zeigt?
- Was sind Symptome, mit denen mein Körper »Achtung« signalisiert (d. h. die Aktivität ist anstrengend, aber gerade noch zu schaffen)?
- Kann ich die Signale auch noch genauer z. B. in hellgelb, gelb und dunkelgelb unterteilen?
- Habe ich Symptome, mit denen ich trotzdem aktiv werden kann, ohne zu crashen (sog. »Go-Symptome« – Ampel zeigt grün)?
- Auf welche meiner fünf Hauptsignale sollte ich beim Pacing besonders achten?

Beispiel für das Arbeitsblatt Nr. 4: Symptom-Ampel I

Körperliche Warnsignale

STOPP – Ampel zeigt rot:

- Verstärkung aller Symptome
- akute grippeähnliche Symptome
- Schmerzen und Verschlimmerung sonstiger Symptome
- sehr geringe physische und mentale Erschöpfungsschwelle
- ausgeprägte Fatigue

ACHTUNG – Ampel zeigt gelb:

- Übelkeit, Schwindel
- Kurzatmigkeit, Fatigue
- erhöhter Ruhepuls, Muskel- und Gelenkschmerzen
- Brain Fog, Kopfschmerzen, schlechte Schlafqualität
- Licht-, Geräusch-, Vibrations-, Geruchs-, Geschmacks- und Berührungsempfindlichkeit
- Frieren, Schwitzen

GO – Ampel zeigt grün:

- »normale« ME/CFS-Fatigue
- leichte Schmerzen, z. B. leichte Kopfschmerzen
- Symptome aufgrund weiterer Erkrankungen

Für jede:n sehen diese Ampeln anders aus!

Beispiel für das Arbeitsblatt Nr. 5: Symptom-Ampel II

Emotionale Warnsignale

STOPP – Ampel zeigt rot:

- Ich fühle mich von allem überfordert (es ist alles zu viel), ich fühle mich sehr hilflos.
- Ich habe das Gefühl, ich kann nicht mehr.
- Ich fühle mich hoffnungslos.
- Ich habe überhaupt keine Motivation, Stimmungstief.

ACHTUNG – Ampel zeigt gelb:

- Ich fühle mich überdreht/innerlich unruhig.
- Ich fühle mich angespannt/ängstlich.
- Ich kann meinen Körper schlechter wahrnehmen.
- Ich kann gut weiter pushen.
- Ich bin schreckhaft, ich kann schwer runterkommen und einschlafen,
- Ich denke ständig, ich muss dies und das noch machen.
- Ich grübele ständig, ich fühle mich gestresst, ich fühle mich schnell reizbar.

GO – Ampel zeigt grün:

- Ich kann entspannen.
- Ich bin fröhlich und zuversichtlich.
- Ich fühle mich ruhig und geerdet.
- Ich fühle mich sicher.
- Ich fühle mich unterstützt und mit anderen verbunden

Für jede:n sehen diese Ampeln anders aus!

6 Konkrete Schritte planen und Pacing erproben

6.1 Pacing mit der Symptom-Ampel

Die Symptom-Ampel ist nicht nur bei der Beobachtung Ihrer Warnsignale ein hilfreiches Tool. Sie können die Ampel auch beim Einordnen Ihrer Aktivitäten nutzen. Schätzen Sie ein, wie viel Energie eine jeweilige Aktivität benötigt und ordnen Sie ihr eine Ampelfarbe zu. Mit der Zeit werden Sie in der Lage sein, immer mehr Ihrer Aktivitäten den entsprechenden Farben zuzuordnen.

»Grün« sind Aktivitäten, die Sie regelmäßig tun können ohne zu crashen. »Gelbe« Aktivitäten sind solche, bei denen Sie aufpassen müssen. Hier kann es hilfreich sein, auf Aspekte wie Häufigkeit, Intensität, Zeitdauer etc. zu schauen, um PEM und Crashs zu vermeiden. »Rote« Aktivitäten sind solche, bei denen Sie davon ausgehen können, dass sie über Ihrer Belastungsgrenze liegen.

Sie sollten ein Gefühl dafür entwickeln, was Sie schaffen können und was nicht, damit Sie es frühzeitig erkennen, wenn Sie sich übernommen haben. Am besten ist es, schon vorab Grenzen zu setzen und so zum richtigen Zeitpunkt die überfordernde Situation zu verlassen.

Die Symptom-Ampel kann auch bei der Planung konkreter Handlungen helfen. Überlegen Sie vorab, wie Sie sich konkret verhalten möchten in Abhängigkeit davon, welche Farbe die Symptom-Ampel anzeigt. So können Sie angemessen reagieren. Direkt aus der Situation heraus die richtigen Entscheidungen zu treffen ist für viele sehr schwer. Eine:n Gesprächspartner:in zu Beginn des Gespräches über Ihr Telefonlimit von z.B. 30 Minuten (gelbe Ampel) zu informieren, könnte so eine konkrete Handlung sein, ebenso wie das Stellen einer Zeituhr für z.B. 20 Minuten, die Sie daran erinnert, das Telefonat rechtzeitig zu beenden.

Anleitung Arbeitsblatt Nr. 6: Welche Aktivitäten sind im grünen, gelben und roten Bereich?

Tragen Sie in die Ampel ein, welche Aktivitäten für Sie im roten, gelben oder grünen Bereich liegen.

Beispiel für das Arbeitsblatt Nr. 6: Welche Aktivitäten sind im grünen, gelben und roten Bereich?

STOPP – Ampel zeigt rot:

- alle Termine absagen
- Ruhen, Ruhen, Ruhen
- s. Arbeitsblatt Nr. 11 »Notfallplan Crash«

ACHTUNG – Ampel zeigt gelb:

- die Baseline (s. u.) verringern, bis die Symptom-Ampel wieder auf grün steht
- mehr Ruhe und Entspannungsphasen einbauen
- nur »leichte« Aktivitäten machen

GO – Ampel zeigt grün:

- Sie können Ihrer täglichen Routine nachgehen

Für jede:n sehen diese Ampeln anders aus!

Anleitung für das Arbeitsblatt Nr. 7: Mein Aktionsplan – was tun, wenn die Ampel auf grün, gelb, rot steht?

Erstellen Sie eine Ampel mit Handlungsanweisungen an sich selbst. Wie verhalten Sie sich, wenn die Ampel auf grün, gelb oder rot steht?

Beispiel: Arbeitsblatt Nr. 7: Mein Aktionsplan – was tun, wenn die Ampel auf grün, gelb, rot steht?

STOPP – Ampel zeigt rot:

- alle Termine absagen
- Ruhen, Ruhen, Ruhen
- s. Arbeitsblatt Nr. 11 »Notfallplan Crash«

ACHTUNG – Ampel zeigt gelb:

- die Baseline (s. u.) verringern, bis die Symptom-Ampel wieder auf grün steht
- mehr Ruhe und Entspannungsphasen einbauen
- nur »leichte« Aktivitäten machen

GO – Ampel zeigt grün:

- Sie können Ihrer täglichen Routine nachgehen

Für jede:n sehen diese Ampeln anders aus!

Machen Sie eine Pause und verschaffen Sie sich mit diesen Fragen einen Überblick: ?

- Mit welchen Protokollen arbeite ich gerade?
- Was ist mein nächster Schritt?
- Worauf liegt mein derzeitiger Fokus?
- Was funktioniert ganz gut?
- Welche Schwierigkeiten habe ich bei der Umsetzung?

6.2 Pacing mit dem Aktivitätenprotokoll

Am Anfang des Selbsthilfebuchs haben Sie eine Liste Ihrer Energiefresser erstellt. Mit dem Aktivitätenprotokoll haben Sie erfasst, welche Aktivitäten wie viel Energie jeden Tag verbrauchen. Mit der Symptom-Ampel haben Sie Ihre Wahrnehmung für Warnsignale Ihres Körpers sensibilisiert. Damit haben Sie ziemlich umfassend Aktivitäten identifiziert und bewertet, die in Ihrem Alltag Energie erfordern.

Jetzt können Sie damit beginnen, Ihre Energie bewusst für die verschiedenen Aktivitäten einzusetzen. Das Arbeitsblatt Aktivitätenprotokoll / Wochenüberblick hilft beim Planen Ihrer Woche. Der Fokus sollte darauf liegen, so zu planen, dass Sie an einem Tag und innerhalb der Woche eine gute Balance aus Pausen, leichten, anstrengenden und sehr anstrengenden Tätigkeiten finden, ohne PEM-Symptome oder Crashs auszulösen.

Um einen guten Überblick zu erhalten, wie Sie unterschiedlich anstrengende Tätigkeiten über den Tag und die Woche verteilt haben, können Sie verschiedenfarbige Textmarker nutzen. Sehr anstrengende Aktivitäten können mit rot markiert werden, mittelmäßig anstrengende mit gelb und wenig anstrengende Aktivitäten mit grün. So sehen Sie schnell, welche Tage wenig oder mehr anstrengend sind bzw. waren.

Planen Sie vor und nach einer sehr anstrengenden Aktivität Phasen mit weniger anstrengenden Aktivitäten oder Pausen ein. Das nennt sich »Activity Switching«.

Es gibt natürlich Aktivitäten, bei denen Sie keine Wahlfreiheit haben. Planen Sie dann andere Aktivitäten, die Sie beeinflussen können, um diese herum oder sagen Sie ab, was an diesem Tag, in der Woche oder in dem Monat nicht absolut notwendig ist. Ihr Ziel sollte immer sein, sich nicht zu überanstrengen. Lassen Sie auch Platz für unerwartete und ungeplante Aktivitäten. Achten Sie stets darauf, sich an Ihren Plan zu halten, denn gutes Pacing funktioniert nur, wenn Sie innerhalb Ihrer Belastungsgrenzen bleiben. Nutzen Sie Post its, Timer-Funktionen des Handys u. ä., um sich an die geplanten Grenzen zu erinnern.

Anleitung für das Arbeitsblatt Nr. 8: Aktivitätenprotokoll / Wochenübersicht

Beginnen Sie morgens damit, das Datum auszufüllen und Ihre Schlafqualität auf einer Skala von 1-5 zu bewerten: (1 = sehr schlecht, 2 = schlecht, 3 = ok, 4 = gut, 5 = sehr gut).

Tragen Sie die Gesamtzahl der Stunden, die Sie geschlafen haben, in die entsprechenden Felder ein.

Schätzen Sie ein, wieviel Energie Sie an diesem Morgen zur Verfügung haben. Kreisen Sie auf der Energieskala den Wert ein (0 = keine Energie, 1 = sehr wenig Energie und 10 = viel Energie). Das Gleiche wiederholen Sie am Abend.

Notieren Sie auch Ihr Symptomlevel am Morgen und Abend (0 = keine Symptome 1–3 = milde Symptome, 4–6 = moderate Symptome, 7–9 = starke Symptome und 10 = sehr starke Symptome).

Notieren Sie, welche Aktivitäten (wann und wie lange) Sie über den Tag verteilt gemacht haben und bewerten Sie diese (war es zu viel oder war es angemessen)?

Am Ende des Tages vermerken Sie noch, wie viele Schritte Sie gemacht haben. Rechnen Sie Ihre aktive Zeit aus und tragen sie diese ein. Hierbei müssen Sie definieren, was »aktive« Zeit für Sie bedeuten soll. Gehören für Sie z. B. ruhige Aktivitäten dazu?

Beispiel für das Arbeitsblatt Nr. 8: Das Aktivitätenprotokoll

Woche / Datum: Mo, 29.05.2023

	Mo	Di	Mi	Do	Fr	Sa	So
Anzahl der geschlafenen Stunden							
	9	9	9	9	10	9	11
Schlafqualität							
	3	4	4	2	1	3	4
Energie zu Beginn des Tages auf einer Skala von 0–10							
	6	7	6	5	1	3	5
Symptome zu Beginn des Tages auf einer Skala von 0-10							
	3	3	5	4	7	5	2
Zeit	**Dauer und Aktivität (anziehen, frühstücken etc.)**						
8:00	Langsam aufwachen	Langsam aufwachen	Langsam aufwachen	Langsam aufwachen	Schlafen	Langsam aufwachen	Schlafen
9:00	Morgen Routine	Morgen Routine	Morgen Routine	Morgen Routine	Im Bett	Morgen Routine + Duschen	Schlafen
10:00	Feldenkrais	PAUSE	PAUSE	Social Media	Im Bett	Yoga Nidra	Zeit mit dem Partner

11:00	E-Mail (15 min)	Einkaufen (1 h)	Anruf (10 min)	Social Media	Im Bett	Telefonieren (30 min)	Zeit mit dem Partner
12:00	Kochen in Etappen	PAUSE	Kochen in Etappen	PAUSE	PAUSE	PAUSE	PAUSE
13.00	Mittagessen	Mittagessen	Mittagessen	Mittagessen	Mittagessen	Mittagessen	Mittagessen
14:00	PAUSE	PAUSE	PAUSE	PAUSE	PAUSE	PAUSE	PAUSE
15:00	Papierkram Liegen (30 min)	Papierkram Liegen (30min)	Aktivität im Liegen	Arztbesuch	Chatten am Handy	Lesen PAUSE Lesen	Besuch zu Hause
16:00	Papierkram Liegen (30 min)	Papierkram Liegen (30 min)	Physiotherapie	Arztbesuch	Traumreise / Hörbuch	PAUSE	Besuch zu Hause
17:00	Spaziergang (10 min), Restzeit: PAUSE	Feldenkrais	PAUSE	Hörbuch	Handarbeit auf dem Sofa	Radio	PAUSE
18:00	PAUSE	Mich mit meinem Tier beschäftigen	Spaziergang (10min), Restzeit: PAUSE	Atemübungen	Wäsche waschen PAUSE	Gitarre spielen kleine Einheiten	PAUSE
19:00	Abendbrot machen	Abendbrot machen	Abendbrot machen	Abendbrot machen	Essen bestellen	Abendbrot machen	Abendbrot machen

20:00	Fernsehen	Baden	Serie schauen	Zeit mit dem Partner	Fernsehen	Serie schauen	Hörbuch
21:00	Fernsehen	Serie schauen	Sonnenuntergang auf dem Balkon	Zeit mit dem Partner	Fernsehen	Serie schauen	Traumreise
22:00	Abend Routine Atemübungen	Abend Routine Meditation	Abend Routine Vagus- Übungen	Abend Routine Atemübungen	Abend Routine Meditation	Abend Routine Atemübungen	Abend Routine Vagus-Übungen
23:00	Schlafen	Schlafen	Schlafen	Schlafen	Schlafen	Schlafen	Schlafen
Anzahl der Schritte/Tag, Dauer des Spaziergangs/Tag							
	2000	3000	2500	3000	500	500	2000
Anzahl der aktiven Stunden/ Tag							
	ca. 6 h	ca. 5 h	ca. 5 h	ca. 6 h	ca. 2 h	ca. 2.5 h	ca. 4 h
Symptome zum Ende des Tages auf einer Skala von 0–10							
	5	4	5	8	6	4	5
Energie zum Ende des Tages auf einer Skala von 0–10							
	6	7	5	10	1	4	4

? Schauen Sie Ihr Aktivitätenprotokoll an und überlegen Sie:

- Waren die geplanten Aktivitäten und die Einschätzung ihrer Intensität realistisch?
- Hatten sie Einfluss auf meine Symptome und meine Energie?
- Sind meine Symptome schlimmer geworden am Ende des Tages oder an den folgenden Tagen?
- Sind Symptome zeitverzögert aufgetreten (PEM)?
- Was genau könnte die Symptome an diesem Tag getriggert haben?
- Ist mein Energielevel über den Tag hinweg gleichgeblieben? Wie hat es sich verändert?
- Habe ich Pausen eingeplant und haben diese zu einer Reduktion meiner Symptome geführt?
- Wie haben sich die Pausen auf meine Energie ausgewirkt?
- Habe ich Pausen genutzt, um anstrengende Aktivitäten auszugleichen oder habe ich bewusst »heilende« (s. Kap. 4.4) Pausen eingelegt?
- Waren die Aufgaben über den ganzen Tag verteilt?
- Habe ich in meinem Plan einen guten Mix aus verschiedenen Aktivitäten (Pausen, grünen, gelben Aktivitäten) eingebaut?
- Was muss unbedingt gemacht werden und was kann ich umverteilen?
- Gibt es Aktivitäten, die meine Symptome immer wieder deutlich verstärken?
- Welcher Tag der vergangenen Woche war am anstrengendsten? Wie könnte ich den Tag anders gestalten?
- Gibt es Aktivitäten, die ich hätte anders planen und gestalten können?
- Kann ich das Aktivitätslevel der Tage dauerhaft aufrechterhalten oder war es so anstrengend, dass ich mich die nächsten Tage mit wenig Energie und mehr Symptomen ausruhen musste?

6.3 Pacing mit der Baseline

Baseline

Mithilfe der Aktivitätenliste und -protokolle haben Sie einen guten Überblick über Ihre Energiekapazität und die täglichen Aktivitäten gewonnen und damit experimentiert. Jetzt kommt als weiteres Tool das Erarbeiten Ihrer persönlichen Baseline hinzu.

Die optimale Baseline umfasst im Rahmen des Pacing alle Aktivitäten, die kein »pushen« (über die Grenzen hinausgehen) und kein »crashen« (durch eine Überanstrengung einen Zusammenbruch erleiden) auslösen. Sie sollten also in den nächsten Tagen keine PEM spüren und Ihre Symptome sollten sich nicht verschlimmern. Erinnern Sie sich daran, dass die PEM unmittelbar nach einer ausgeführten Aktivität oder auch erst mit einer Latenz von ca. 12 bis 72 Stunden eintreten kann. Die Baseline verhilft Ihnen zu einer Balance bei der Planung und Ausübung Ihrer Aktivitäten. So vermeiden Sie, an »guten Tagen« zu viel zu tun und an einem »schlechten Tag« weniger als möglich wäre.

Erfahrungsgemäß ist die Baseline meist niedriger als das, was jede:r aktuell glaubt, noch schaffen zu können. Die Baseline ist Ihr Startpunkt, Ihre »Homebase«, von der aus Sie planen und gestalten. Sie kann immer wieder neu justiert werden, ganz nach Ihrer Verfassung.

Das Orientieren an der Baseline verhindert zwar den ständigen »Push and Crash Cycle«, ist jedoch kein Garant dafür, nie wieder zu crashen. Ihre Symptome werden immer noch fluktuieren, aber wahrscheinlich nicht mehr so stark, weil Überlastung, übermäßige Ruhezeiten und Crashs vermindert werden können. Jeder Mensch ist jedoch anders. Es braucht Zeit und längeres Experimentieren, um die persönliche Baseline zu finden.

50 % von dem zu machen, was Symptome verursacht, ist eine gute Orientierung für alle Aktivitäten. Haben Sie z. B. nach zwei Minuten Stehen Symptome, dann sollte Ihre Baseline für das Stehen eine Minute sein.

Das Ziel ist, mehr Tage zu haben, an denen Sie sich »ok« fühlen, statt sehr gute und sehr schlechte Tage. Sie werden bemerken, dass sich Ihre Hauptsymptome in Intensität und/oder Dauer längerfristig verändern lassen. Die Erfahrung von Menschen mit ME/CFS und Long Covid ist, dass eine Stabilisierung durch das Einhalten der Baseline erreichbar ist, und diese Stabilisierung kann der Schlüssel zu einer langsamen Verbesserung sein. Das strenge Einhalten der Baseline und das Verhindern von Crashs birgt die Chance, die Baseline vorsichtig und stetig erweitern zu können. Sie sollten jedoch nicht ungeduldig werden und nicht zu früh zu viel von sich erwarten.

Es fällt oft schwer, die Baseline zu akzeptieren, da sie mit größeren Einschränkungen verbunden sein kann als erwartet, denn Sie gehen nicht länger über Ihre Grenzen. Das fühlt sich zunächst nicht intuitiv an. Machen Sie sich aber bewusst, dass es auf Dauer große Vorteile hat, denn Sie geben Ihrem Körper so die Chance, sich zu regenerieren und den Teufelskreis aus »Push and Crash« zu durchbrechen.

Ihre Baseline beschreibt die aktuelle »Komfortzone Ihres Körpers«. Es ist jedoch kein statisches, sondern ein dynamisches Konzept. Sie orientieren sich beim Pacing in der Regel an mehreren Baselines, um verschiedene Aktivitätsniveaus abzubilden: die Crash-Baseline, die niedrige Baseline, die komfortable bzw. optimale Baseline sowie die Maximum-Baseline. Unsere körperliche Verfassung und das, was wir schaffen können, ist nicht immer gleich. Grundlage für die Erstellung Ihrer Baselines ist, die Signale Ihres Körpers sensibel wahrzunehmen und entsprechend einzuordnen. Die Tools, wie z.B. die Symptom-Ampel, haben Sie schon kennen gelernt. Die Baseline hilft auch zu erkennen, ob Ihr Zustand stabil bleibt oder ob Sie sogar schon kleine Fortschritte machen konnten.

Maximum Baseline

Viele Betroffene nutzen zu Beginn des Pacing das Niveau der »Maximum Baseline« als Orientierung. Ihr Körper kann dieses Level an Aktivität für einen bestimmten Zeitraum tolerieren. Das immer häufigere »Aufleuchten« von gelben und roten Warnsignalen signalisiert jedoch, dass der Körper überlastet ist. Ein Crash wie »aus dem Nichts heraus« ist ein typisches Anzeichen, dass Sie Ihre Baseline am oberen Level angesetzt haben und Ihre Belastungsgrenzen noch häufig überschreiten. An diesen Tagen gibt Ihr Körper das Feedback, dass Sie über einen längeren Zeitraum hinweg zu viele »Löffel« ausgegeben haben. Dies verursacht ein Energiedefizit. Ihr Körper kann das nicht mehr ausgleichen, und es kommt zu einem Crash. Sie bewegen sich auf einem schmalen Grat zwischen Aktivität und Überforderung. Wenn Sie sich an Ihrer »Maximum Baseline« orientieren, versuchen Sie das Level niedriger anzusetzen. Ziel sollte es sein, eine »komfortable Baseline« zu erreichen.

Komfortable Baseline

Die komfortable oder optimale Baseline liegt zwischen der »Minimum Baseline« und »Maximum Baseline«. In der Mitte zwischen diesen beiden Levels liegt die Komfortzone Ihres Körpers. In diesem Rahmen können Sie aktiv sein, ohne sich zu überanstrengen. Die optimale Baseline beschreibt, was Sie an einem Tag, einer Woche, einem Monat, drei Monaten oder einem Jahr tun können, ohne zu pushen und zu crashen. Dieses Aktivitätsniveau können Sie wahrscheinlich dauerhaft aufrechterhalten. Nicht eingeplant werden können äußere und innere Einflüsse, die auf Ihren Körper einwirken und Energie einfordern, so dass sich Ihre Baseline automatisch vorübergehend verringert. Dies sind Ereignisse, durch die Ihr Immunsystem, der gesamte Körper oder Ihre Psyche besonders beansprucht werden wie z. B. eine Erkältung, eine Allergie, die Periode, Umweltbelastungen (Wetter, Toxine etc.) oder unvorhersehbarer emotionaler Stress.

Das Einhalten der komfortablen Baseline erfordert sehr viel Disziplin. Sie sollten den Spielraum für weitere Aktivitäten, den sie zulässt, nicht dauerhaft ausnutzen. Die Prämisse für ein erfolgreiches Energiemanagement lautet: »Weniger ist mehr«. Je länger Sie es schaffen, Ihre Baseline zu stabilisieren und nicht zu pushen und zu crashen, desto mehr Kapazität hat Ihr Körper, sich zu regenerieren und zu Kräften zu kommen. Wenn Ihre Baseline für längere Zeit auf einem Niveau stabil geblieben ist, können Sie versuchen, sie zu erweitern. Anfangs ist das Verhältnis von Aktivität und Ruhe oft so, dass man deutlich mehr Ruhephasen benötigt als Aktivität möglich ist. Das Verhältnis könnte z.B. 80% Ruhe zu 20% Aktivität sein. Mit der Zeit werden Sie dann vielleicht wieder zu einem Verhältnis kommen, bei dem mehr Aktivität möglich ist. Vertrauen Sie auf die Signale, die Ihr Körper Ihnen sendet. Die Gesundheit Ihres Körpers sollte höchste Priorität haben. Sie sollten lernen, die Grenzen Ihres Körpers zu akzeptieren.

Für manche Erkrankte ist das Pacing, wie in der Einleitung angesprochen, leider keine Option. Auch äußere Umstände machen es manchmal unmöglich, nicht über die Belastungsgrenzen zu gehen. Wir wollen damit sagen, dass nicht nur Sie allein dafür verantwortlich sind, wenn es Ihnen nicht gelingt, unsere Empfehlungen zum Pacing jederzeit umzusetzen.

Es gibt weitere Möglichkeiten, den Körper zu unterstützen. Denken Sie daran, viel Flüssigkeit zu sich zu nehmen, sich gesund zu ernähren, auf eine gute Schlafqualität zu achten, Mindbody-Therapien (z.B. Yin Yoga, Übungen zur Aktivierung des Vagusnervs, Feldenkrais, Achtsamkeit, Meditation, Traumreisen) in Ihren Tag einzuplanen. Sie sollten versuchen, Ruhephasen so erholsam wie möglich zu gestalten und zu einer Balance zwischen Aktivität und Ruhe finden, die Ihrem Körper guttut.

Niedrige Baseline

Das Aktivitätsniveau einer niedrigen Baseline liegt unter dem der komfortablen Baseline. Sie setzen Ihre Baseline herab, indem Sie Ihre täglichen bzw. wöchentlichen Aktivitäten reduzieren und mehr Ruhe und Erholungsphasen einbauen. Eine niedrige Baseline hilft, anstrengende Tätigkeiten auszubalancieren. Der dahinterstehende Gedanke ist, dass Sie weniger »Löffel« verbrauchen, als Sie für einen Tag/eine Woche zur Verfügung haben. Eine niedrige Baseline kann erforderlich werden, wenn, wie schon beschrieben, Ihr Immunsystem, Ihr Körper oder Ihre Psyche besonders beansprucht werden. Dann hilft es die Baseline anzupassen und so den Körper zu unterstützen, mit den zusätzlichen

Herausforderungen zurechtzukommen. Diese niedrige Baseline unterscheidet sich von Ihrer Crash-Baseline.

Crash Baseline

Die Baseline nach einem Crash sollten Sie so gestalten, dass alle Aktivitäten, die nicht absolut notwendig sind, aus Ihrem Tages- und Wochenplan gestrichen werden, bis Ihre Symptome sich wieder gebessert haben. Der Fokus liegt auf Pausieren, Ruhen, Regeneration und wenig sensorischem Input. Achten Sie unbedingt darauf, dass Sie Ihren Crash auskurieren, bevor Sie wieder aktiver werden. Dies gelingt durch ein vorsichtiges Herantasten und ein langsames Steigern der Aktivitäten.

Praktische Umsetzung

Anleitung für das Arbeitsblatt Nr. 9: Meine Baseline für einzelne Aktivitäten:

Erstellen Sie eine Liste mit Aktivitäten, die Sie noch tun können.
Nehmen Sie eine Aktivität heraus und beginnen Sie mit den folgenden Schritten:

- Was ist die charakterisierende Eigenschaft der Aktivität, die Sie für Ihre Baseline ausgewählt haben (z. B. Zeit, Intensität, Strecke, Kraft, Geschwindigkeit oder Herzfrequenz)?

Vor der Aktivität:

- Machen Sie sich bewusst, welche Symptome Sie zu Beginn der Aktivität wahrnehmen, um sie mit den Symptomen am Ende Ihrer Aktivität vergleichen zu können.
- Notieren Sie, welche Symptome vorhanden sind und schätzen Sie die Intensität auf einer Skala von 0–10 (0 = keine Symptome 1–3 = milde Symptome, 4–6 = moderate Symptome, 7–9 = starke Symptome und 10 = sehr starke Symptome) ein.
- Beginnen Sie nun mit der Aktivität.

Während der Aktivität:

- Haben Sie während der Aktivität Symptome bekommen?
- Wie lange hat es gedauert, bis Sie Symptome bekommen haben?

- Berücksichtigen Sie selbst die kleinsten Veränderungen und Anzeichen von Warnsignalen.

Nach der Aktivität:

- Schätzen Sie auf der Skala erneut Ihre Symptome ein.
- Wie fühlen Sie sich nach der Aktivität?
- Hat sich etwas verändert? Sind neue Symptome dazugekommen? Sind Symptome stärker geworden?
- Wenn Symptome stärker geworden sind: Wie lange mussten Sie ausruhen, bis sie wieder abgeklungen sind?
- Notieren Sie, was Sie aus Ihren Erfahrungen gelernt haben (z.B. »Ich habe gelernt, dass ich die Aktivität X für eine Dauer von X Minuten machen kann, bevor ich Symptome bekomme«).

Ihre Ampel für Aktivität steht auf Grün, wenn Ihre Symptome gleichgeblieben sind. Auf Gelb steht sie, wenn diese leicht zugenommen haben und auf Rot, wenn Ihre Symptome Sie gezwungen haben, die Aktivität abzubrechen. Die Baseline für eine Aktivität sollten Sie so festlegen, dass die Symptom-Ampel grün zeigt.

Beispiel für das Arbeitsblatt Nr. 9: Meine Baseline für einzelne Aktivitäten

Aktivität	Dauer/ Intensität der Aktivität	Symptomlevel vor Aktivität	Symptomlevel während Aktivität	Symptomlevel nach Aktivität	Symptome
Lesen	30 min	3	4	4	Brain Fog
Mittagessen	1 h	5	5	5	Fatigue
Vagus-Übungen	30 min	7	7	5	Schmerzen
Einkaufen	45 min	3	5	8	Übelkeit, Schwindel / Brain Fog
Telefonieren	2 h	2	6	9	Brain Fog / Grippe-Sympt. / agitiertes Gefühl
Am Laptop arbeiten	1.5 h	0	4	6	Keine Konzentration
Yoga Nidra	1 h	6	4	4	Fatigue / Kopfschmerzen
Pause	1 h	4	3	2	Fatigue
Musik hören	5 min	0	0	0	Keine Symptome
Wäsche waschen	15 min	3	3	3	Fatigue, Schmerzen
Arztbesuch	1.5 h	5	8	9	Keine Konzentration / Grippe-Sympt. / Fatigue / Schmerzen
Essen kochen	30 min	0	0	0	Keine Symptome

Meine Baseline für einen Tag

Das Energieniveau Ihrer Aktivitäten tagsüber stabil zu halten ist eine gute Orientierung für die »Tages-Baseline«. Ihre Aktivitäten verbrauchen dann nicht Ihre gesamte Energie. Sie sollten also immer versuchen, ein paar »Löffel« übrig zu lassen. Grundsätzlich sollte die Baseline für die täglichen Aktivitäten so aussehen, dass Sie sie jeden Tag auch tun können. Normale Müdigkeit am Abend ist okay, solange Sie am nächsten Morgen so viel Energie haben wie am Tag zuvor.

? Fragen Sie sich dazu:

- Welche Symptome beobachte ich tagsüber?
- Verändern sie sich im Laufe des Tages (ggf. wie)?
- Verändert sich mein Energielevel? Nehme ich z. B. Ermüdung wahr?
- Nutzen Sie Ihre Symptom-Ampel zur Einschätzung Ihrer Belastungsgrenzen!
- Crashen Sie am Ende eines Tages?
- Können Sie das Aktivitätsniveau über mehrere Tage beibehalten, ohne zu crashen?

Meine Baseline für eine Woche

Das Arbeitsblatt »Aktivitätenprotokoll / Wochenüberblick« hilft beim Finden Ihrer Baseline für eine Woche. Sie erweitern Ihre Orientierung von einem Tag auf eine Woche. Es wird nicht jeder Tag gleich aussehen. Manche Tage können anstrengender sein als andere. Das Ausbalancieren von anstrengenderen Tagen mit weniger anstrengenden Tagen hilft, sich vor einem Crash zu bewahren. Suchen Sie nach Aktivitäten, die Sie aus Ihren Tagen streichen können (um »Löffel« zu sparen, die Sie dann an anstrengenderen Tagen ausgeben können). Ihre Wochen-Baseline können Sie als stabil bezeichnen, wenn Sie über einen Zeitraum von vier Wochen diese Aktivitäten ausführen können, ohne zu crashen.

Überlegen Sie: ?

- Wie verhält sich mein Symptom-/Energielevel innerhalb einer Woche?
- Schaffe ich es, meine Aktivitäten gut auszubalancieren?
- Führen meine wöchentlichen Aktivitäten zu einem Crash?

Meine Baseline für einen Monat

Einen guten Überblick für einen Monat bietet das Arbeitsblatt »Aktivitätenprotokoll/Wochenüberblick«. Wenn Sie vier Wochen lang Ihre Tages- und Wochen-Baseline eingehalten haben, können Sie jetzt Trends erkennen.

Überlegen Sie: ?

- Habe ich immer noch »Pushs« und »Crashs«?
- Wie stabil und komfortabel ist meine Baseline?
- Wie flexibel kann ich einzelne Aktivitäten innerhalb einer Woche und eines Monats gestalten?
- Wie kann ich einzelne anstrengende Aktivitäten innerhalb eines Monats ausbalancieren?
- Wie kann ich die Tage in der Woche bzw. anstrengende Wochen im Monat so ausbalancieren, dass ich nicht crashe?
- Wo kann ich Energie für Aktivitäten einsparen, die ich an anstrengenderen Tagen ausgeben kann?

6.4 Pacing mit Routinen

Menschen mit Long Covid oder ME/CFS sind besonders anfällig für jegliche Arten von Stress. Bei gesunden Menschen lösen Konfrontationen mit äußeren oder inneren Belastungen eine sinnvolle Stressreaktion aus. Im Rahmen der Stressreaktion mobilisiert der Körper Energie. Dies ermöglicht die Anpassung an neue Umweltbedingungen und Anforderungen. Gesunde Menschen können dies als positiv und stimulierend empfinden. Bei Menschen mit Long Covid oder ME/CFS können solche Veränderungen jedoch auch negative Stressreaktionen auslösen. Man nimmt an, dass das übliche rasche Abklingen des erhöhten Erregungszustands dem »ME/CFS-Körper« nicht mehr gelingt und es zu einer Dauererregung des autonomen Nervensystems (ANS) kommt. Die Selbstregulationsfähigkeit des Körpers ist verloren gegangen (Hartlieb 2021).

Das menschliche Gehirn liebt Gewohnheiten. Es versucht nicht nur, neue Handlungen rasch zu automatisieren, sondern schüttet auch körpereigene Belohnungsstoffe aus, wenn es gelernt hat, routiniert zu handeln. Das Verändern von Gewohnheiten ist nicht leicht. Seien Sie also geduldig mit sich und bedenken Sie, dass Verhaltensänderungen Zeit und Wiederholungen brauchen. S. J. Scott hat eine Methode populär gemacht, mit der es gelingt, Gewohnheiten leichter zu verändern: Er spricht von »Habit Stacking«, auf Deutsch etwa »Gewohnheiten stapeln.« Die neue Gewohnheit wird dabei mit einer bereits vorhandenen Routine verknüpft. Möchten Sie zum Beispiel mehr Pausen in Ihren Tag einbauen, könnten Sie sie an Ihre Essenszeiten anhängen. Die neue Verhaltensweise wird so mit einer schon vorhandenen Routine verknüpft. Routinen können bei der Stressbewältigung helfen.

Eine tägliche Routine zu entwickeln bedeutet, dass man die Dinge regelmäßig und in einem geplanten Zeitraum tut. Routinen machen Ihre Tage vorhersehbarer, indem sie die Anzahl und die Intensität der täglichen Aktivitäten kontrollieren. So können Sie auch leichter identifizieren, welche Aktivitäten möglicherweise über Ihre Energiegrenzen hinausgehen. Routinen müssen individuell angepasst werden, um den Bedürfnissen und Symptomen der:s Einzelnen gerecht zu werden. Verschiedene Dinge auszuprobieren und die Aktivitäten und Routinen anzupassen hilft, die richtige Balance zu finden. Nur in einem Crash macht es wenig Sinn, an den üblichen Routinen festzuhalten (aber Sie können für Crashs eigene Routinen entwickeln).

Anleitung für das Arbeitsblatt Nr. 10: Routinen-Checkliste

In der Routinen-Checkliste notieren Sie, welche alltäglichen, wöchentlichen und monatlichen Routinen Sie bereits haben bzw. noch entwickeln möchten.

Beispiel Arbeitsblatt Nr. 10: Routinen-Checkliste

Aktivitäten	Mo	Di	Mi	Do	Fr	Sa	So
Lernen (30 min)	✓	✓	✓		✓		✓
Meditation (10 min)	✓	✓	✓		✓	✓	✓
Physiotherapie (1 x pro Woche)				✓			
mit einer Freundin telefonieren (30 min, 1 x pro Woche)					✓		
Duschen (alle 2 Tage)	✓		✓		✓		
Hörbuch hören (30 min)	✓	✓	✓	✓	✓	✓	✓
Pause (30 min)	✓	✓	✓	✓	✓	✓	✓
Wäsche waschen (1 x pro Woche)		✓					

Überlegen Sie bei Betrachtung Ihrer Routinen-Checkliste:

- Welche sich wiederholenden Routinen führe ich täglich/wöchentlich/monatlich aus?
- Kann ich sich wiederholende Haushaltstätigkeiten auf bestimmte Tage verteilen?

- Gehe ich regelmäßig zu einer festen Uhrzeit schlafen und stehe ich morgens zu einer bestimmten Uhrzeit auf?
- Mache ich Pausen nach einem festgelegten Zeitplan (es kann sinnvoll sein, ca. 3–4 Ruhepausen fest in den Tag einzuplanen)?
- Wie sind diese Ruhephasen gestaltet (z. B. ohne sensorische Reize in kompletter Stille)?
- Kann ich wiederkehrende Termine immer am selben Tag und zur selben Uhrzeit einplanen?
- Macht es Sinn, leichte Bewegung (wie z. B. Yoga Nidra, Feldenkrais, leichtes Dehnen) oder Mindbody-Techniken (Meditation, Achtsamkeit, Traumreisen etc.) in meine Routinen einzufügen?

6.5 Pacing Up: Aktivitäten erweitern

Pacing zielt hauptsächlich darauf ab, Ihr Energieniveau zu schützen und eine Überanstrengung zu vermeiden. Wenn sich Ihre Baseline durch das Pacing allerdings für einen längeren Zeitraum deutlich stabilisiert (weniger Symptome, keine Crashs) oder sogar verbessert hat, können Sie Schritt für Schritt versuchen, einzelne Aktivitäten zu steigern.

Ellen Goudsmit schreibt in ihrer Anleitung zum Pacing: »In dem Maße, in dem die Genesung fortschreitet (ob als Folge von Medikamenten, anderen Behandlungen, Zeit oder Glück), werden sich die Grenzen ebenfalls erweitern und Patienten schrittweise in die Lage kommen, mehr zu tun.« (Goudsmit 2005) Beim Pacing Up geht es darum, in einem individuellen Tempo einzelne Aktivitäten behutsam zu erweitern, soweit dies möglich ist. Dies umfasst Aktivitäten körperlicher, kognitiver oder sozialer Art.

Die Steigerung der Aktivität sollte zunächst nicht mehr als 10 % der bisherigen Aktivität umfassen. Bei einem 10-minütigen Spaziergang würde die Steigerung also eine Minute betragen (10 % von 10 Minuten = 1 Minute; 10 + 1 = 11 Minuten), auch wenn das zunächst als unglaublich wenig erscheint.

Sie sollten darauf achten, nicht alle Aktivitäten auf einmal auszubauen, sondern mit einer Aktivität zu beginnen, um die Auswirkung auf Ihre Symptome zu prüfen. So können Sie sicher sein, dass die Aktivitätssteigerung nicht zu einer Verschlechterung Ihres Zustandes führt. Experimentieren Sie einfach, ob der Körper mit dem Mehr an Aktivität zurechtkommt. Nicht jeder Versuch wird erfolgreich sein, das heißt aber nicht, dass es zu einem späteren Zeitpunkt oder mit einer anderen Aktivität nicht noch einmal versucht werden kann. Es könnte z. B. sein, dass Sie Ihre kognitive Aktivität (z. B. die Lesedauer) steigern können, aber für körperliche Aktivitäten Ihre Belastungsgrenze schon komplett ausgereizt ist. Bitte denken Sie daran, dass kognitive Aktivitäten auch Energien für körperliche Aktivität aufbrauchen können (Action for ME 2020).

7 Praktische Hilfen für ein erfolgreiches Pacing

7.1 Umsetzung im Alltag

1. Reduzieren Sie zunächst alle Aktivitäten

Das erste Ziel ist es, aus der Achterbahn der Symptome herauszukommen. Die Aktivität insgesamt zu reduzieren ist dafür am geeignetsten. Schätzen Sie anhand Ihrer Aufzeichnungen, wieviel Sie pro Tag realistisch ohne Crash schaffen können. Machen Sie aber nur 50 % von dem, was Sie glauben, schaffen zu können.

Eine Kombination aus Delegieren, Vereinfachen und Auflösen, um die anliegenden Aufgaben zu bewältigen, hilft dabei sehr. Delegieren Sie Aufgaben, indem Sie zum Beispiel einen Reinigungsdienst beauftragen oder andere Familienmitglieder den Einkauf erledigen lassen. Vereinfachen Sie Aufgaben, indem Sie beispielsweise weniger oft das Haus putzen. Sie können auch entscheiden, bestimmte Aktivitäten vorerst ganz einzustellen.

2. Planen Sie feste Zeiten für Pausen am Tag ein

Täglich fest eingeplante Ruhepausen können helfen, die Symptome zu reduzieren, sich zu stabilisieren und die benötigten Ruhephasen mit der Zeit insgesamt zu verkürzen. Achten Sie darauf, die Pause einzulegen, bevor Ihre Symptome eintreten. Ruhen bedeutet z.B. sich mit geschlossenen Augen an einen ruhigen Ort zu legen. Fernsehen, Lesen oder Telefonieren bringen für die meisten Betroffenen keine Erholung. In manchen Pausen kann man Entspannungsübungen nutzen oder beruhigende Musik hören. Die optimale Dauer und Anzahl der Ruhezeiten pro Tag variieren von Person zu Person.

3. Setzen Sie Grenzen für einzelne Aktivitäten

Viele Betroffene begrenzen bewusst ihre Aktivitäten. Beispielsweise limitieren sie im Vorhinein ihre Zeiten für Arbeit am Computer, Telefonate, soziale Kontakte, die Hausarbeit oder auch die Dauer bzw. Strecke von Autofahrten und Spaziergängen. Lassen Sie sich von einem Timer an die festgelegten Grenzen erinnern und orientieren Sie sich an den ersten Warnsignalen des Körpers.

4. Nutzen Sie kürzere Phasen der Aktivität

Teilen Sie eine Aktivität in mehrere Phasen auf und legen Sie dazwischen eine oder auch mehrere Pausen ein. Das wirkt sich in der Regel positiv auf Ihre Symptome aus und führt dazu, dass Ihnen die Durchführung der Aktivität leichter fällt. So könnten Sie sich z. B. nach fünf Minuten am Laptop zehn Minuten lang ausruhen und dann weitere fünf Minuten arbeiten.

5. Nutzen Sie das »Activity Switching«

Das Wechseln zwischen unterschiedlichen Aktivitäten (activity switching) kann helfen, Symptome zu reduzieren. Sie wechseln dabei zwischen körperlichen, geistigen und sozialen Tätigkeiten. Wenn Sie zum Beispiel nach längerer Arbeit am Computer müde oder konzentrationsschwach sind, machen Sie damit Pause und werden Sie körperlich aktiv (z. B. eine Mahlzeit zubereiten). Sie können für die Aktivitäten auch Schwierigkeitskategorien (leicht, mittel, anstrengend) festlegen und zwischen ihnen wechseln, um sich nicht zu überfordern.

6. Achten Sie auf die Tageszeit

Die meisten Menschen mit Long Covid oder ME/CFS bemerken, dass sie bessere und schlechtere Tageszeiten haben. So ist es ratsam, die energiereichsten Stunden für die wichtigsten oder anspruchsvollsten Aufgaben zu nutzen. Vielleicht fällt es Ihnen morgens leichter, körperlich aktiv zu sein, während Sie am Nachmittag ruhigere Aktivitäten bevorzugen, oder umgekehrt.

7. Führen Sie ein Aktivitätenprotokoll

Es lohnt sich, ein paar Minuten zu investieren und die täglichen Aktivitäten zu dokumentieren. Dadurch erhalten Sie ein besseres Verständnis Ihrer Energiekapazität (Baseline) und können Zusammenhänge zwischen Ihren Tätigkeiten und Symptomen aufdecken. Ihre Aufzeichnungen können Ihnen auch zeigen, wie wichtig es ist, innerhalb Ihrer Grenzen zu bleiben, um ein stabileres Leben mit weniger Symptomen zu führen.

8. Entwickeln Sie eigene Pacing-Regeln

Die Entwicklung eigener Pacing-Regeln ist eine gute Strategie, sich vor Überforderung zu schützen. Drei eigene Regeln, die Energie und Symptome im Gleichgewicht halten, wären z. B.: nicht mehr als eine Fahrt außerhalb des Hauses pro Woche, nicht mehr als 1000 Schritte am Tag gehen und keine Telefongespräche führen, die länger als 20 Minuten dauern. Weitere allgemeinere Beispiele wären: »häufiger Nein sagen«, »andere häufiger um Unterstützung bitten«, » nur ein bis zwei Dinge pro Tag vornehmen« oder » nicht den ganzen Tag verplanen«.

7.2 Erste Hilfe beim Crash

Klärung: Wie kam es zum Crash?

Es gibt eine Vielzahl an möglichen Gründen dafür, dass auch ein gutes Pacing das Eintreten von Crashs nicht immer verhindern kann. Die häufigste Ursache ist wahrscheinlich, dass Sie immer noch versuchen, zu viel zu tun. Aber auch äußere Umstände, die Sie nicht kontrollieren können, können Sie überfordern und zu einem Crash führen.

Anhand der folgenden Fragen können Sie versuchen, das »Warum« hinter dem Rückschlag zu identifizieren und lernen, wie Sie auslösende Situationen in Zukunft vermeiden oder verändern können.

? Wie kam es zu diesem Crash? Woran genau hat es gelegen?

- Kann es sein, dass es mir schwerfällt, Grenzen zu setzen?
- Habe ich alle Aktivitäten und Belastungen berücksichtigt – emotionale, körperliche und geistige?
- Habe ich versucht, meine Aktivität zu schnell zu steigern?
- Habe ich mich bei einer bestimmten Tätigkeit zu sehr angestrengt?

- Fehlt mir Unterstützung?
- Habe ich meine optimale Baseline tatsächlich schon gefunden?
- Was brauche ich, damit es nicht mehr zu einem Crash kommt?
- Wie kann ich Aktivitäten besser über den Tag, die Woche und den Monat verteilen?
- Ruhe ich gut aus? Ist die Ruhezeit erholsam?
- Bekomme ich genug guten Schlaf?
- Sind meine Ansprüche an mich selbst realistisch?

Wie verhalte ich mich im Falle eines Crashs?

Während eines Crashs ist es sinnvoll, in der Erholungsphase auf ein wirklich sicheres Aktivitätsniveau zurückzukehren. Das entspricht beim Pacing Ihrem unteren Baseline- oder dem Crash-Aktivitätsniveau. Das bedeutet, so viel zu ruhen wie irgend möglich. Diese erneute starke Einschränkung kann demoralisierend sein. Aber nach einer Zeit mit weniger Aktivität und dem Aufladen Ihrer »Batterie« ist es meist möglich, zum vorherigen Aktivitätsniveau zurückzukehren. Wenn man jedoch zu oft zu weit überzieht, kann die Verschlechterung in manchen Fällen von Dauer sein.

Denken Sie daran, dass Crashs meist vorübergehen und nicht zwangsläufig zu einer langfristigen Verschlechterung Ihres Zustands führen. Sie stellen keine neue Normalität dar, sondern sind Teil des Weges, einen besseren Umgang mit Ihrer Erkrankung zu erlernen. Seien Sie achtsam und fürsorglich mit sich und lernen Sie, auf die Signale Ihres Körpers zu hören!

Wenn Sie mitten in einem Crash stecken, vergessen Sie oft, was Sie brauchen oder was Sie tun können, um den Crash zu überstehen. Es hilft, in dieser Situation einen »Notfallplan« zur Hand zu haben. Dazu dient das Arbeitsblatt Nr. 11: »Notfallplan Crash«. Füllen Sie es aus, damit Sie es für den nächsten Crash parat haben.

MEIN NOTFALLPLAN FÜR EINEN CRASH

Hilfreiche Medikamente:

- Schmerzmittel
- Melatonin
- Elektrolyte

Hilfsmittel, die ich brauche:

- Augenmaske
- Ohrenstöpsel
- Rollstuhl

Familie, Freunde, Nachbarn, die mir helfen können:

- Mutter, die mich mit Essen versorgen kann
- auch betroffene Freundin, die mir per WhatsApp Mut machen kann
- mein Partner/meine Partnerin

Sachen, die mir im Crash gut tun:

- Meditation
- absolute Ruhe, reizarme Umgebung
- Hörbuch hören zur Ablenkung

MEIN NOTFALLPLAN FÜR EINEN CRASH

Was kann ich essen und trinken:

- flüssige Nahrung (Suppen, Säfte, Trinknahrung)
- viel Obst und Gemüse
- Schokolade

Wie muss meine Umgebung sein:

- abgedunkelt
- lockere Kleidung
- ruhig

Was kann ich nicht tun im Crash:

- duschen
- kochen
- viel sprechen

Hilfreiche Gedanken:

- »Das wird vorbeigehen.«
- »Ich mache alles so gut ich kann und das ist genug!«
- »Ich wehre mich nicht und nehme an, was gerade ist!«

Was tun im Crash? – Hilfreiche Tipps

1. Ruhen Sie sich aus: Versuchen Sie so viel Ruhe wie möglich zu bekommen, um Ihre Batterie wieder mit Energie aufzuladen und Ihrem Körper Zeit zu geben, sich zu erholen.
2. Stellen Sie sicher, dass Sie ausreichend Flüssigkeit zu sich nehmen, um Dehydration und Symptome wie Kopfschmerzen oder Schwindel zu vermeiden (ca. 2 Liter/Tag).
3. Vermeiden Sie anstrengende Aktivitäten, die Ihre Symptome verschlimmern könnten, und halten Sie sich an Ihre Grenzen.
4. Passen Sie Ihre Ernährung an: Essen Sie leicht verdauliche, nahrhafte Nahrungsmittel, um Ihren Körper zu unterstützen und Symptome wie Übelkeit oder Verdauungsstörungen zu vermeiden.
5. Nehmen Sie bei Bedarf Medikamente: Wenn Sie Schmerzen oder andere Symptome haben, die Ihre Lebensqualität beeinträchtigen, sprechen Sie mit Ihrem Arzt über die Einnahme von Medikamenten, um die Beschwerden zu lindern.
6. Nehmen Sie Unterstützung in Anspruch: Hilfe von Freunden, Familie oder Supportgruppen für emotionalen und praktischen Beistand.
7. Achten Sie auf eine reizarme Umgebung.
8. Was sind hilfreiche Gedanken während des Crashs (z. B. »ich weiß, dass es vorübergeht«)?
9. Geben Sie sich Zeit: Ein Crash kann einige Tage oder sogar Wochen bis Monate dauern. Es ist wichtig, dass Sie sich die Zeit nehmen, die Sie brauchen, um sich zu erholen, und nicht zu schnell wieder aktiv werden oder Ihre Symptome ignorieren.

Was hilft noch?

Es braucht große mentale Kraft, das Pacing zu erlernen. Sie werden Achterbahnfahrten erleben und manchmal das Gefühl haben, es geht einen Schritt vor und drei Schritte zurück. Lernen Sie, Ihr eigener Cheerleader zu werden und sich immer wieder neu zu motivieren, wenn schwierige Phasen auszuhalten sind. Richten Sie Ihren Blick auf das, was Sie gut machen. Seien Sie mitfühlend mit sich selbst, gerade dann, wenn Sie glauben, nicht weiterzukommen. Seien Sie sich eine gute Freundin, ein guter Freund auf dem oft anstrengenden Weg, das Pacing zu erlernen.

Was unterstützt Sie mental beim Pacing? ?

- Was habe ich heute gut gemacht? Schreiben Sie drei Aktivitäten auf. Seien Sie sich dafür dankbar!
- Was habe ich heute konkret für meine Gesundheit getan? Schreiben Sie drei Aktivitäten auf. Seien Sie sich dafür dankbar!
- Was habe ich heute an mir kritisiert? Hinterfragen Sie diese Kritik – ist sie wirklich hilfreich und angemessen? Gibt es eine andere Perspektive, die diese Kritik entkräftet?
- Was würde ein guter Freund, eine gute Freundin mir raten?

In diesem Teil des Buches haben Sie sehr viele Informationen zum Pacing erhalten. Sie haben jetzt eine Vorstellung davon, wie Sie mit Ihrer begrenzten Energie besser umgehen können. Wahrscheinlich haben Sie bereits einige der Anregungen umgesetzt. Lassen Sie sich Zeit und bleiben Sie offen, zu experimentieren, um Pacing Schritt für Schritt zu lernen. Konzentrieren Sie sich zunächst auf die Werkzeuge, die Ihnen am meisten zusagen. So finden Sie Ihren eigenen Weg, die hier gemachten Vorschläge in Ihren Alltag zu übernehmen. Überfordern Sie sich nicht, denn »zu viel wollen« ist für das Lernen von Pacing wenig hilfreich.

Geben Sie nicht auf, wenn Sie nicht sofort erfolgreich sind, sondern bleiben Sie zuversichtlich, Sie werden merken, dass das Pacing wirksam ist.

Im nächsten Teil des Buches stehen psychologische Strategien und mentale Techniken im Fokus, die nicht nur dabei unterstützen, das Pacing erfolgreich umzusetzen, sondern auch einen entscheidenden Beitrag zur Bewältigung der Erkrankung leisten können.

Teil III
Schwacher Körper – reger Geist: Mit der Erkrankung leben

8 Tools zur Krankheitsbewältigung und seelischen Stärkung

Die körperlichen Symptome von Long Covid und ME/CFS können bis zu einem gewissen Grad mit Pacing gemanagt werden. Bei einer so komplexen Erkrankung brauchen jedoch auch die Emotionen und das Denken ein entsprechendes »Management.«

Die Auswirkungen der Krankheit sind häufig mit starkem seelischem Stress verbunden. Oft sind die Betroffenen von einem Tag auf den anderen damit konfrontiert, den Anforderungen des Alltags nicht mehr gewachsen zu sein. Sie müssen ihre Berufstätigkeit reduzieren, unterbrechen oder sogar aufgeben und ihre Lebenspläne zurückstellen. Sie leiden unter chronischen Schmerzen und massiven Beeinträchtigungen, sie müssen soziale Kontakte und Aktivitäten einschränken. Bei nur wenigen anderen Erkrankungen ist die Lebensqualität derart gering. Viele Betroffene befinden sich dauerhaft in einer Art Lockdown und können das Haus nicht verlassen. Erkrankte, die alleine leben, sind meist sehr isoliert, während solche, die in Partnerschaften und Familien leben, oft überfordert sind, da sie viel Ruhe brauchen. Erkrankte müssen zudem Hilfe organisieren und sich mit Ärzt:innen, Versicherungen oder Ämtern auseinandersetzen. Dies alles bringt viele Betroffene an die Grenzen dessen, was ein Mensch aushalten kann.

An vorderster Stelle ist, wie eingangs angesprochen, eine umfassende medizinische Versorgung und intensive Forschung zur Therapie von postinfektiösen Syndromen notwendig, einschließlich baldiger Notzulassungen von Medikamenten. Da es noch Zeit brauchen wird, bis all dies flächendeckend umgesetzt ist, möchten wir Betroffenen einige Strategien an die Hand geben, die bei der Bewältigung ihrer Erkrankung unterstützend und hilfreich sein können. In der Psychologie spricht man hier von »Coping«.

Die Übungen können Sie, wenn Sie wollen, gleich umsetzen. Sie erkennen diese an den angedeuteten Kästen. Sie können sie aber auch erstmal in Ruhe durchlesen und wirken lassen, vielleicht später nochmal anschauen oder auch nur in der Vorstellung durchführen, ganz nach Ihren Bedürfnissen und Möglichkeiten. Natürlich können Sie sich auch nur diejenigen Aufgaben herauspicken, die Ihnen interessant und nützlich erscheinen. Es kann hilfreich sein, für die Übungen ein Tagebuch oder Notizbuch anzulegen.

8.1 Zwischen radikaler Akzeptanz und Hoffnung

Bis man die gesicherte Diagnose Long Covid oder ME/CFS erhält, hat man meist schon eine längere Berg- und Talfahrt hinter sich. Man hat einige bessere Tage erlebt, an denen man sich fühlte wie neugeboren und die Welt mit anderen Augen sah, weil einem plötzlich jeder gute Moment besonders kostbar erschien. Man hat erlebt, wie danach alles wieder zusammenbrach, man schwere Symptomschübe durchmachte, wie man verzweifelt, wütend und hilflos war. Man hat daraufhin versucht, die Kräfte besser einzuteilen, immer wieder Hoffnung aufgebaut, dass es endlich besser wird und immer wieder unendliche Frustration erlebt, wenn sich die Hoffnung zerschlagen hatte. Manchmal hat man einfach resigniert und sich in sein Schicksal ergeben.

Oft bleiben in einer derart schwierigen Lebenslage nur zwei Optionen: Man ringt mit seinen Einschränkungen und kämpft weiter mit allen Mitteln um Genesung, mitunter bis zur völligen Erschöpfung. Oder man ändert seine Einstellung und versucht, die Krankheit zunächst so zu akzeptieren wie sie ist. Betroffene schwanken hier oft von einem Extrem ins andere. Nach unserer Erfahrung ist im Prinzip beides wichtig. Es ist jedoch möglich, diesen Balanceakt etwas bewusster und sorgsamer zu gestalten, sodass er einen auf Dauer nicht zermürbt.

Da die Erkrankten oft schon eine lange Phase des Kampfes hinter sich gebracht haben, ist spätestens nach der gesicherten Diagnose zunächst eine Phase der radikalen Akzeptanz hilfreich. Die Betroffenen müssen der Tatsache ins Auge sehen, dass sie an einer chronischen Erkrankung leiden, für die es zum gegenwärtigen Zeitpunkt kaum Heilungsmöglichkeiten gibt. Das ist unglaublich hart. Man wacht jeden Morgen in einem Leben voller Möglichkeiten auf, nur um dann festzustellen, dass man bis auf das Nötigste alles über Bord werfen muss, um über Wasser zu bleiben und nicht unterzugehen. Darüber zu weinen und wütend zu sein, ist absolut nachvollziehbar und sollte auch ausgelebt werden. Manche bemerken aber, dass sich nach kurzer Zeit das Gefühl einer gewissen Entlastung oder sogar Entspannung einstellt, wenn sie ihre Situation erst einmal vorbehaltlos so akzeptieren wie sie ist.

An Long Covid oder ME/CFS zu erkranken bedeutet, viele Idealvorstellungen von dem, was ein erfülltes Leben ist, erst einmal über Bord werfen zu müssen. Dabei muss man sich sowohl von Standards der Außenwelt als auch von eigenen Erwartungen an sich selbst verabschieden. Wir werden täglich mit Bildern, Filmen und Geschichten konfrontiert, die uns zeigen, wie ein gutes Leben auszusehen hat: eine aussichtsreiche Karriere, eine glückliche Familie, Partnerschaft und Sexualität; eine gepflegte Wohnung, eine sinnvolle Freizeitgestaltung, Freunde, Sport, Bildung, Urlaubsreisen, gesunde Ernährung, fit und aktiv bleiben bis ins hohe Alter. In westlichen Industrienationen sind diese Ansprüche besonders hoch, in sämtlichen sozialen Medien wird heute die Selbstoptimierung zelebriert. Sich von all diesen Ansprüchen zu befreien, ist nicht leicht, es braucht dazu Mut und Selbstvertrauen. Auch manche persönlichen Wünsche und Pläne müssen zunächst aufgegeben oder relativiert werden. Das ist schmerzhaft.

Sie können diesem Abschied ein kleines Ritual widmen, zum Beispiel indem Sie einen Satz formulieren wie: »Ich lasse bestimmte bisherige Lebensinhalte, Pläne und Ansprüche an mich selbst vorerst los.« Schreiben Sie den Satz auf einen Stein, ein Papierboot oder einen Zettel für eine Flaschenpost. Werfen Sie den jeweiligen Gegenstand in einen See,

übergeben ihn einem Fluss oder legen ihn in eine Kiste auf dem Dachboden. Oder schicken Sie ihn vor Ihrem geistigen Auge mit einem Ballon in den Himmel.
Sprechen Sie dann folgenden Satz aus: »Ich akzeptiere meine Situation vorerst genauso wie sie jetzt ist.« Beobachten Sie, welche – möglicherweise widersprüchlichen – Empfindungen dieser Satz bei Ihnen auslöst. Wiederholen Sie den Satz mehrere Male und beobachten Sie, ob Ihre Empfindungen sich verändern.

Der Kummer wird dadurch nicht einfach vergehen, er wird immer wieder Aufmerksamkeit und Zuwendung brauchen. Aber ein solches Ritual kann helfen, nicht in einer Endlosschleife von Trauer stecken zu bleiben und innerlich Platz für Neues zu schaffen.

Normalerweise gilt das »Prinzip Hoffnung«. Es heißt: »Man darf die Hoffnung nie aufgeben« oder »Wer keine Hoffnung mehr hat, gibt sich selbst auf« und trage damit gar eine gewisse Mitverantwortung dafür, dass er oder sie nicht gesund wird. Schwere chronische Erkrankungen sind jedoch eine Extremsituation, in der besondere Regeln gelten. Würde man beispielsweise einem Querschnittsgelähmten oder einer Parkinson-Patientin Hoffnung machen, dass er oder sie in absehbarer Zeit wieder gesund würden, ist dies kontraproduktiv, es kann sogar fast grausam sein. Und es verhindert, dass man sich auf die tatsächliche Situation einstellt, sich auf seine noch vorhandenen Ressourcen besinnt und sein Leben neu ausrichten und gestalten kann.

Kaethe Weingarten (2010) spricht hier vom Konzept der »Reasonable Hope« bei chronischen Erkrankungen, also einer vernünftigen, moderaten Hoffnung, die sich mehr auf die Gegenwart und erreichbare Ziele richtet als auf zu große, unrealistische Ziele in einer ungewissen Zukunft. Bei Long Covid und ME/CFS kann dies etwa die Hoffnung auf einen besseren Tag mit weniger Beschwerden bedeuten, auf ein gutes Gespräch mit einer nahestehenden Person, einen Besuch der Nachbarskatze, die zum Kuscheln vorbeikommt oder auch die Hoffnung, dass einem das Pacing mit der Zeit immer besser gelingen wird und die Symptome etwas nachlassen.

Phasen der Hoffnung und des Kampfes um Heilung werden sich im Laufe Ihrer Erkrankung also mit Phasen radikaler Akzeptanz abwechseln, Phasen der Trauer und Wut mit Phasen von Neugier und Erfindungsreichtum, das Leben in diesen sehr engen Grenzen zu gestalten.

8.2 Lebensqualität im Miniaturformat: Den Alltag neugestalten

Wenn Menschen schwer erkranken, taucht oft erstmals die Frage auf: Was ist mir im Leben wirklich wichtig? Und viele stellen erstaunt fest: Es ist eigentlich gar nicht so viel. Die altbekannte Frage: »Welche drei Dinge würde ich mit auf eine einsame Insel nehmen?« kann hier sehr aufschlussreich sein. Zum Auftakt hier nochmal eine etwas zugespitzte Variante der 50-Prozent-Regel aus dem Pacing-Selbsthilfebuch:

Verfassen Sie nach der Diagnose Long Covid oder ME/CFS eine Liste von zehn Aktivitäten, die Ihnen wichtig sind und Energie kosten.
Im zweiten Schritt sortieren Sie diese Aktivitäten der Wichtigkeit nach in eine Rangfolge.
Im dritten – und schwierigsten – Schritt streichen Sie die unteren fünf dieser Aktivitäten weg. (nach Myhill 2018)

Um die Last Ihrer Symptome zu reduzieren, haben Sie keine andere Wahl: Sie müssen körperliche und seelische Belastungen soweit es geht reduzieren. Myhill erinnert daran, dass im Voraus geliehene Energie oft zu 300 Prozent zurückbezahlt werden muss: »Meiden Sie den Kredithai!« Und sie betont, dass die Erkrankten dabei durchaus auch mal rücksichtslos vorgehen dürften. Es könne etwa notwendig sein, ignorante, nicht unterstützende Freunde abzuweisen oder sich von zu anstrengenden, fordernden Familienmitgliedern abzugrenzen. »Um sich zu erholen und nicht noch kränker zu werden, müssen Sie egoistisch sein! Umgeben Sie sich mit Energie-Gebern statt mit Energie-Vampiren. Seien Sie nicht zu stolz, um Hilfe zu bitten. Nehmen Sie alle Hilfe in Anspruch, die Sie bekommen können!« (S. 250 ff., Übers. v. d. Verf.)

Falls Sie Kinder haben, gestaltet sich dies natürlich erheblich schwieriger. Aber auch hier gilt: Holen Sie sich jede denkbare Form von Hilfe, sei es von Verwandten, Bekannten oder einer Tagesmutter (die Kosten werden ggf. vom Jugendamt übernommen). Fragen Sie bei Ihrer Krankenkasse nach, ob Sie Anspruch auf eine Haushaltshilfe und Kinderbetreuung haben. Manchmal bietet z. B. auch die Diakonie Beratung und Unterstützung an. Tauschen Sie sich im Netz mit anderen betroffenen Eltern zu möglichen Lösungen aus. Und last but not least: Geben Sie Ihren Kindern lieber regelmäßig kleine Dosen Ihrer vollen Zuwendung, als Ihr Kontingent zu überziehen und dann tagelang auszufallen.

Was Haushalt und Hygiene betrifft: Beginnen Sie, sorgfältig zu hinterfragen, ob es wirklich notwendig ist, jeden Tag zu duschen, die Küche zu putzen, zu bügeln oder Wäsche zu waschen. Westeuropäische Standards sind hier ungewöhnlich hoch und nicht immer sinnvoll. Es werden dabei kostbare Ressourcen verbraucht – vor allem Ihre eigenen. Finden Sie Ihre ganz persönlichen Standards heraus und tun Sie nur das, was Ihnen wirklich nötig erscheint, um sich wohlzufühlen.

So schwer es oft fallen mag: Je kleiner Sie Ihre Einheiten wählen und je mehr Pausen Sie einlegen, umso mehr Aktivität ist unter dem Strich betrachtet möglich.

Hier einige Anregungen, wie Sie die Pacing-Methode in Ihrem Alltag konkret anwenden können:

- An einem Tag duschen, am nächsten Tag Haarewaschen.
- Mahlzeiten schon am Vormittag vorbereiten (z. B. Gemüse waschen und schneiden, Beilagen vorkochen und später mit aufwärmen).
- Mehr kleine und kurze Einkäufe tätigen, statt zu viel mitzunehmen, wenn man »grade schon mal im Supermarkt ist«. Große Einkäufe sollten an eine Hilfe übergeben werden.
- Lieber öfter und kürzer telefonieren, statt eine Stunde am Stück und danach tagelang unter Symptomen zu leiden.
- Beim Lesen, Schreiben von E-Mails oder Surfen im Internet regelmäßig kurze Pausen einlegen; aus dem Fenster schauen, den Blick

schweifen lassen, durch die Wohnung spazieren, sich zehn Minuten hinlegen; notfalls einen Timer für Ihre Aktivitäten stellen.
- Bei Besuch und Gesprächen mit Freunden »innere Pausen« machen (z. B. eine Weile einfach nur in Ruhe zuhören und weniger sprechen) oder sich kurz zurückziehen (z. B. auf den Balkon, die Toilette, die Küche) und einige Minuten ruhig durchatmen.
- Lieber mit Genuss zuvor ausgewählte Filme, Dokumentationen oder Serien schauen und dabei Pausen einlegen, statt mehrere Stunden am Stück zu zappen oder Serien zu schauen.
- Ihrer Kreativität sind keine Grenzen gesetzt: Finden Sie weitere Tätigkeiten, die Sie in kleine Einheiten zerlegen können.

Für viele Erkrankte ist es zunächst ungewohnt und lästig, Tätigkeiten immer wieder zu unterbrechen. Das Unterteilen in winzige Einheiten erscheint unökonomisch und teilweise absurd. Oder man fühlt sich von dem strikten Plan eingeengt, es bleibt kein Raum für Spontaneität. »Ich kann diese eine Sache doch eben noch schnell fertig machen, wenn ich gerade schon dabei bin!« Manchmal beschleunigt man dann sogar das Tempo, um noch mehr Dinge in kürzerer Zeit zu erledigen: »Auf die paar Handgriffe mehr kommt es doch sicher nicht an.«

Natürlich können Sie immer wieder versuchen, Ihre Baseline auszureizen, an deren Limit agieren und kleine Schritte darüber hinaus machen. Die meisten Betroffenen stellen jedoch fest, dass sie dann mit der Zeit schneller und länger »crashen«, ihre Baseline senkt sich ab. Unterm Strich betrachtet haben Sie dann letztlich weniger auf der »Aktivitäts-Seite« geschafft. Im Laufe der Zeit wird es Ihnen gelingen, immer besser abzuwägen, welches Gain/Pain-Verhältnis für Sie am besten ist.

Es wird jedoch auch Tage geben, an denen Sie alle Pacing-Regeln über Bord werfen und nach Lust und Laune das tun, was Ihnen gerade Freude macht. Manchmal ist der Drang, Dinge ausgiebig zu genießen, einfach zu stark und man kann nicht anders, als ihm nachgeben, ähnlich wie bei einer durchgefeierten Nacht, auf die am nächsten Tag der Kater folgt. Man kalkuliert den Preis, den man zahlen wird, also von

Vornherein mit ein. Ihrer Seele wird das auf jeden Fall guttun. Ihrem Körper können Sie es jedoch nicht zu oft zumuten, da dies zu einer generellen Verschlechterung Ihres Zustandes führen und bisherige Erfolge wieder zunichtemachen kann. Sie können einen »Ausbruch« aber auch gezielt planen, indem Sie Ihre Aktivitäten einige Tage davor und danach deutlich herunterfahren.

Vielleicht werden Sie mit der Zeit bemerken, dass der gleichmäßige Wechsel von Aktivitäts- und Ruhephasen sogar angenehme Aspekte mit sich bringt. Normalerweise sind unsere Tage vollgestopft bis zum Rand, man springt ohne Unterbrechung von einer Tätigkeit zur nächsten und bekommt es kaum richtig mit. Erst am Abend vor dem Einschlafen kreist einem im Kopf herum, was man tagsüber eigentlich alles gemacht und wie man sich dabei gefühlt hat.

Durch das Einteilen der Kräfte beginnen Ihr Denken und Ihre Emotionen sich zu beruhigen, es entsteht mehr Ausgeglichenheit im Inneren. Sie nehmen sich selbst, Ihre Bedürfnisse und Ihr Umfeld bewusster wahr.

8.3 Verständnis im sozialen Umfeld schaffen

Anderen begreiflich zu machen, wie es einem mit einer Erkrankung ergeht, die man selbst kaum versteht und die der Medizin lange ein Rätsel war bzw. noch ist, kann ein schwieriger Prozess sein. Vor allem, wenn man geschwächt ist, dauerhaft Schmerzen hat und sich verletzlich und verunsichert fühlt.

Wie nenne ich die Krankheit?

Zunächst steht man vor der Frage, wie man die Krankheit überhaupt benennen soll. Auf die Formulierung »Ich habe ein chronisches Erschöpfungssyndrom« folgt oft die Antwort: »Das kenne ich, ich bin auch oft völlig erledigt von meinem ganzen Stress.« Auf die Aussage »Ich habe das Chronische Fatigue-Syndrom« reagieren Außenstehende und Ärzt:innen meist mit: »Wie bitte? Das habe ich noch nie gehört.«

Verwendet man den zunehmend gebräuchlichen Begriff ME/CFS, wird man ebenfalls genauere Erklärungen abgeben müssen.

Nach unserer Erfahrung kann es sinnvoll sein, den Namen der Erkrankung, wenn überhaupt, nur kurz zu erwähnen und direkt die Symptome mit passenden Vergleichen zu schildern: »Ich leide unter CFS, das ist wie eine chronische Grippe mit starken Kopf- und Gliederschmerzen, die sich nach kleinster Belastung verschlimmern.« Oder Sie erklären: »CFS kann man sich vorstellen wie eine chronische Migräne, da hilft oft nur absolut ruhiges Liegen im abgedunkelten Zimmer. Man verträgt auch keine Geräusche und kann oft nicht mal mehr reden.« Wenn es Nachfragen gibt, können Sie ausführen, dass es sich um eine chronische Autoimmunerkrankung handelt, die in Schüben verläuft, ähnlich wie Multiple Sklerose oder Rheuma. Der Begriff Long Covid ist vielen zwar geläufiger, aber auch hier bedarf es oftmals einer Erläuterung, was dies konkret bedeutet.

Was sage ich beim Arztbesuch?

Auch bei Arztbesuchen empfiehlt es sich, nicht gleich mit der Diagnose zu beginnen (wenn Sie sie schon kennen oder vermuten), sondern immer wieder auf die Symptome hinzuweisen und dabei möglichst konkret zu bleiben:

- »Ich fühle mich seit Wochen, als hätte ich eine starke Grippe.«
- »Sobald ich mich ein bisschen bewege, habe ich starke Muskelschmerzen.«
- »Mein Kopf dröhnt unerträglich, wenn ich nur versuche, etwas zu lesen oder eine E-Mail zu schreiben.«
- »Ich bin körperlich zu schwach, um einen kleinen Spaziergang zu machen.«
- »Ich kann nicht mehr länger als vier Stunden am Stück schlafen und fühle mich am Morgen völlig zerschlagen.«
- »Wenn ich aufrecht stehe, wird mir schwindelig und schwarz vor Augen, mein Puls geht auf 180 und mein Herz stolpert.«

Suchen Sie diejenigen körperlichen Symptome heraus, die am stärksten sind und Sie am meisten belasten. So besteht am ehesten die Chance, dass Ihnen erstmal zu etwas Linderung verholfen wird. Vielleicht kommt die Ärztin oder der Arzt im Laufe der Diagnostik von sich aus auf Long Covid oder ME/CFS zu sprechen. Falls nicht, können Sie bei einer der folgenden Sitzungen die Sprache darauf bringen, vielleicht in Form einer Frage. Erwähnen Sie, dass Ihre Beschwerden (wahrscheinlich) seit einer Infektion mit Covid-19 oder einem anderen Virus bestehen. »Ich habe gehört, dass man danach an einem Chronischen Fatigue-Syndrom erkranken kann. Wie ist Ihre Meinung dazu?«

Halten Sie eine Kopie des bereits erwähnten Artikels von Scheibenbogen et al. (2023) zu Behandlungsmöglichkeiten bereit und bieten Sie ihn an, sobald Ihr Arzt:Ihre Ärztin sich dafür offen zeigt.

Patient:innen, die von Beginn an auf der Diagnose ME/CFS bestehen, ernten – auch wenn sie zutreffend ist – leider noch immer oft Unverständnis. Diskussionen darüber sind häufig unergiebig und kraftraubend. Aber selbst dann, wenn die Diagnose gestellt wird, bleibt es wichtig, immer wieder erneut auf die konkreten Beschwerden und ihre Auswirkungen aufmerksam zu machen. Die Schwere der Krankheit ist Ärzt:innen nicht immer bewusst:

- »Ich brauche Hilfe im Alltag und kann mich nicht mehr alleine versorgen.«
- »Ich schaffe es kaum noch, mich um Körperhygiene oder die Zubereitung von Mahlzeiten zu kümmern.«
- »Ich muss den Großteil des Tages im Liegen verbringen.«
- »Schon nach kurzen Gesprächen bekomme ich Kopf- und Gliederschmerzen und Herzrasen, die tagelang dauern können; deshalb bin ich gezwungen, sehr isoliert zu leben.«

Seit Kurzem finden Long Covid und ME/CFS auch bei Krankenversicherungen, Rententrägern und Versorgungsämtern zunehmend Anerkennung, leider aber längst noch nicht bei allen. Hier sollte man sich vorsichtshalber nicht ausschließlich auf die Diagnose eines postviralen Syndroms verlassen, sondern notfalls auch Diagnosen wie »Chronische

Migräne«, »Chronisches Schmerzsyndrom« oder »Fibromyalgie« hinzunehmen; sie sind oft ohnehin Teil der Erkrankung, im Gesundheitswesen jedoch eher geläufig und anerkannt.

Weitere hilfreiche Tipps zum Thema Arztbesuche und Klinikaufenthalte finden Sie im »Leitfaden für Vorhaben zur Erforschung und Versorgung von ME/CFS und Post Covid-Syndrom« auf der Website der Deutschen Gesellschaft für ME/CFS (2023).

Wie erkläre ich es in meinem privaten Umfeld?

Lebenspartner:innen, Eltern, Freunde und Bekannte oder Nachbarn haben oft Mühe nachzuvollziehen, wie schwer man erkrankt ist. Zum einen sieht man es den Betroffenen häufig nicht an (»Du siehst überhaupt nicht krank aus!«), zum anderen gibt es Phasen, in denen man für kurze Zeit fast normal wirkt, sich unterhalten und einige Dinge erledigen kann. Dass der »Akku« dann schlagartig leer sein soll, die Betroffenen sofort liegen und absolute Ruhe haben müssen, und vielleicht nicht einmal mehr sprechen können – das ist für Außenstehende schwer verständlich.

Statt immer wieder zu versuchen, es zu erklären, hilft vielleicht zunächst ein objektiver Blick von außen. Bitten Sie die Menschen in Ihrem nahen Umfeld, sich (eventuell mit Ihnen gemeinsam) aussagekräftige Seiten im Internet anzuschauen, z. B. von der Deutschen Gesellschaft für ME/CFS oder Long Covid Deutschland. Noch eindrücklicher sind oft Filme, Videos, Dokumentationen oder Podcasts, etwa die Arte-Dokumentation »Die rätselhafte Krankheit – Leben mit ME/CFS«, der Film »Unrest«, der Podcast der Medizinischen Universität Wien »Voices on ME/CFS«, »Covid 19-Infektion mit Spätfolgen« des Bayerischen Rundfunks oder »Hirschhausen – was von Corona übrigbleibt« der ARD. Auch die Lektüre von Büchern zum Thema kann für Außenstehende hilfreich sein (siehe auch Literatur-Tipps im Anhang).

Es wird einige vertraute Personen geben, die Ihnen Verständnis und Mitgefühl entgegenbringen und lernen (wollen), mit der neuen Situation umzugehen. Ein konstruktiver Ansatz wäre es zum Beispiel, sie in die Methode des Pacing einzuweihen, so dass alle Beteiligten mithelfen können.

Es wird aber auch Menschen in Ihrem Umfeld geben, die nicht nur mit mangelndem Verständnis, sondern auch mit Ärger und Frustration reagieren, wenn Sie nicht mehr die unternehmungslustige Freundin, der aktive Reisebegleiter, die geduldige Ratgeberin oder der fitte Sportsfreund sein können, der:die Sie vorher waren. Andere werden sich vielleicht hilflos und unsicher fühlen und sich von Ihnen zurückziehen, weil sie nicht wissen, wie sie sich angesichts der Schwere Ihrer Erkrankung verhalten sollen. Vielleicht wird es nötig sein, manche Kontakte zu reduzieren oder vorübergehend auf Eis zu legen. Dies ist schmerzhaft und traurig. Manchmal ist es jedoch unbedingt notwendig, um keine Verschlimmerung Ihrer Erkrankung durch zusätzliche körperliche oder seelische Belastungen zu riskieren.

Mit der Zeit werden Sie aber möglicherweise feststellen, dass auch in zwischenmenschlichen Kontakten »weniger« manchmal »mehr« sein kann. Die Nähe zu einigen wenigen Menschen, die Ihnen wirklich guttun, gibt Ihnen jetzt vielleicht mehr als ein großer Freundes- und Bekanntenkreis. Die Tiefe und Intensität der jeweiligen Beziehung können sich durchaus steigern. Vielleicht entwickeln sich auch in Support-Gruppen im Netz oder Selbsthilfegruppen vor Ort neue Kontakte, wo Sie Verständnis und Unterstützung erfahren.

Statt sich auf langwierige Erklärungen, Rechtfertigungen und Diskussionen einzulassen, für die Sie ohnehin keine Kraft haben, möchten wir vorschlagen, stattdessen lieber so oft und so klar wie möglich zu formulieren, wie Sie sich fühlen und was Sie brauchen:

- »Meine Schmerzen werden gerade wieder schlimmer, ich muss jetzt dringend eine Ruhepause einlegen.«
- »Ich habe einen schweren Krankheitsschub, deshalb muss ich unsere Verabredung leider absagen/verschieben.«
- »Leider habe ich keine Kraft mehr zu sprechen. Aber es würde mir guttun, wenn du mir etwas vorlesen könntest.«
- »Ich brauche jetzt unbedingt eine Verschnaufpause. Es wäre schön,

wenn du dableibst und wir einfach nur eine Weile zusammen still auf den See gucken können.«

- »Wenn ich jetzt meine Kraftration überziehe, kann es sein, dass ich wieder tagelang flachliege. Bitte hab Verständnis, dass ich mich ausruhen muss.«
- »Es würde mich freuen, wenn du vorbeikommst, und wir uns einen Film zusammen anschauen. Viel reden kann ich heute leider nicht.«

Versuchen Sie, ein Gespür dafür zu entwickeln, was Sie in bestimmten Momenten brauchen, und legen Sie sich weitere Formulierungen zurecht. Geben Sie anderen etwas Zeit, sich in der neuen Situation zurechtzufinden – genau wie sich selbst auch.

Im Übrigen wird Ihr privates Umfeld die Unterstützung, die Sie benötigen, wahrscheinlich nicht vollständig abdecken können. Geben Sie daher so viel wie möglich in professionelle Hände: Beauftragen Sie Pflegedienste und Haushaltshilfen, nutzen Sie Beratungsangebote von Kompetenzzentren an Kliniken und nehmen Sie bei Bedarf psychotherapeutische Begleitung in Anspruch.

8.4 Krankheitsscham

Besonders schwierig bei Multisystemerkrankungen wie ME/CFS und Long Covid ist, dass sie so viele Bereiche betreffen: Oft ist man sowohl körperlich als auch geistig kaum noch belastbar. Sport zu treiben ist für viele ebenso wenig möglich wie in Vollzeit einer beruflichen Tätigkeit nachzugehen. Und auch die seelische Belastbarkeit ist mitunter gering. Durch die Einschränkungen und häufigen Schmerzen wird man dünnhäutig, es bleiben keine Kapazitäten für zusätzlichen Stress übrig, oft ist man schon von normalen Situationen überfordert: Das Telefon klingelt beim Kochen, an der Supermarktkasse wird abgezähltes Kleingeld verlangt, die Nachbarin steht überraschend vor der Tür und fragt, ob man ihre Blumen gießen kann. Manchmal ist man über sich selbst regelrecht entsetzt: »Ich kriege überhaupt nichts mehr hin, die kleinste Kleinigkeit haut mich um.«

Betroffene von Multisystemerkrankungen haben oft nur noch sehr wenig Möglichkeiten, Gefühle von Stärke und Kompetenz zu erleben. Sie verkörpern meist das Gegenteil von dem, was eine Leistungsgesellschaft erwartet. Gerade in der deutschen Kultur wird der Wert eines Menschen stark danach bemessen, wie leistungsfähig und diszipliniert er ist und welchen Beitrag für die Gesellschaft er erbringt. »Den ganzen Tag auf dem Sofa liegen, das würde ich auch gern!« »Es müsste wohl eher heißen: das Faulpelz-Syndrom.« »Sie können um acht Uhr keinen Termin wahrnehmen? Na, dann müssen Sie vielleicht einfach ein bisschen früher aus den Federn! Ich stehe auch um sechs auf und bin um sieben hier in der Praxis.« »Komm, die paar Schritte schaffst du doch noch!« Manchmal sprechen Personen im Umfeld der Erkrankten diese Dinge direkt aus, manchmal deuten sie sie unterschwellig an, manchmal kreisen sie als Befürchtungen im Kopf der Erkrankten.

Es ist nur zu verständlich, wenn man in dieser Situation Gefühle von Scham, Inkompetenz und Selbstunsicherheit entwickelt. Viele Betroffene sind erstmals im Leben damit konfrontiert, nicht mehr zu »funktionieren«. Gerade Menschen, die zuvor besonders antriebsstark, aktiv und motiviert waren, bemühen sich oft sehr, so schnell wie möglich wieder auf die Beine zu kommen; dies kann jedoch ihre Symptomatik verschlimmern.

Die Tatsache, dass ME/CFS und Long Covid bisher viel zu selten als schwere körperliche Erkrankungen anerkannt wurden, verstärkt Schamgefühle und selbstabwertende Kognitionen bei den Betroffenen zusätzlich.

Es tauchen mitunter Gedanken auf wie: »Ich bin vollkommen nutzlos«, »Ich falle anderen nur noch zur Last«, »Ich kann nicht mehr für andere da sein, wenn sie mich brauchen«, »Mein:e Partner:in muss jetzt alles alleine stemmen und ich liege nur hier herum«, »Wahrscheinlich besuchen meine Freunde mich nur noch aus Mitleid«.

Bevor wir später auf mögliche Fähigkeiten eingehen, die Erkrankte durchaus noch besitzen, möchten wir Sie zunächst zu einer weiteren Übung anregen.

Schritt 1: Stellen Sie sich bitte vor, ein von Ihnen geliebter Mensch, z. B. Ihre Frau, Ihr Mann, Ihr Kind, Ihr Vater oder Ihre beste Freundin, würde schwer krank und sei für längere Zeit ans Haus oder Bett gefesselt. Entscheiden Sie sich für eine konkrete, einzelne Person, die Ihnen besonders am Herzen liegt. Stellen Sie sich vor, Sie sitzen an deren Krankenbett und sehen sie an.

- Welche Empfindungen würde dies in Ihnen hervorrufen?
- Was würden Sie über die geliebte Person denken?
- Wie würden Sie sich ihr gegenüber verhalten?
- Was würden Sie der Person gern sagen?
- Was würden Sie die Person gern fragen?
- Was glauben Sie, würde der Person guttun?

Wenn es Ihnen schwerfällt, verbale Formulierungen zu finden, können Sie durchaus auch mal googeln: »Was sage ich einem Freund, der schwer krank ist?« Notieren Sie Ihre einzelnen Gedanken und Sätze auf ein Blatt oder in ein Notizbuch und legen es zur Seite.

Schritt 2: Stellen Sie sich bitte vor, dass Sie einige der Sätze aus dem letzten Abschnitt vor dieser Übung zu dem von Ihnen geliebten Menschen sagen:

- »Den ganzen Tag im Bett liegen – das würde ich auch gern!«
- »Du bist vollkommen nutzlos.«
- »Du solltest dich schämen, so schwach zu sein.«
- »Du fällst anderen nur noch zur Last.«
- »Du kannst nicht mehr für andere da sein, wenn sie dich brauchen.«
  »Deine Angehörigen müssen jetzt alles allein stemmen und du liegst nur hier herum.«
- »Deine Freunde besuchen dich nur noch aus Mitleid.«

Welche Empfindungen löst diese Vorstellung bei Ihnen aus?
Welche Gefühle könnten Ihre Worte bei der erkrankten Person bewirken?
Vermutlich wird Ihnen schnell deutlich, dass solche Aussagen einem kranken Menschen gegenüber nicht nur herzlos und grausam sind, sondern auch irrational und kontraproduktiv – und exakt dies trifft auch dann zu, wenn Sie sich *selbst* mit solchen Gedanken malträtieren.

Schritt 3: Versuchen Sie nun, sich selbst von außen zu sehen, wie Sie schwach, mit Schmerzen und vielen anderen Symptomen im Bett liegen, etwa so als sähen Sie sich in einem Film oder Theaterstück. Dann betrachten Sie sich mit den Augen Ihrer:s besten Freundes:in. Schauen Sie nun nochmal in Ihre Notizen aus Schritt 1 der Übung. Möglicherweise stehen dort Sätze wie:

- Es tut mir leid, dass es dir so schlecht geht.
- Ich wünsche dir, dass du dich bald besser fühlst.
- Gibt es etwas, das ich für dich tun kann?
- Wie schaffst du es, diese Situation auszuhalten? Was gibt dir Kraft?
- Ich finde es bewundernswert, wie tapfer du bist.
- Vielleicht finden wir etwas, das dir Freude macht.
- Ich kann gut verstehen, dass es schwer ist für dich.
- Ich bin für dich da, du kannst dich jederzeit bei mir melden.
- Mach dir wegen mir keine Gedanken, es ist wichtig, dass du dich schonst. Es gibt andere, an die ich mich wenden kann.
- Hilf mir, deine Krankheit besser zu verstehen, erzähl mir mehr darüber.
- Lass mich bitte wissen, wenn du etwas brauchst.

Nehmen Sie also sich selbst gegenüber dieselbe innere Haltung ein und sagen Sie sich selbst dieselben Sätze, wie Sie sie einer geliebten Person sagen würden. Beobachten Sie wieder Ihre Empfindungen. Wenn Sie zunächst Traurigkeit überkommt und Sie vielleicht weinen müssen, ist das vollkommen in Ordnung. Mit der Zeit werden Sie dabei wahrscheinlich mehr und mehr Erleichterung und Trost verspüren. Schauen Sie immer mal wieder in Ihre Notizen und markieren vielleicht die wichtigsten Sätze. Gerade wenn Sie sich besonders schwach fühlen und Ihnen alles über den Kopf wächst, können sie eine wichtige Stütze sein.

Sie können nichts dafür, dass Sie erkrankt sind, es ist nicht Ihre Schuld. Gehen Sie bitte freundlich, liebevoll und geduldig mit sich selbst um. Das gebietet nicht nur ein Mindestmaß an Mitgefühl, das Ihnen ebenso zusteht wie jeder:m anderen, sondern auch die Vernunft und Ihre Verantwortung sich selbst gegenüber. Anderenfalls muten Sie sich zusätzlichen Stress zu, der Ihr Befinden verschlechtern kann.

Eine respektvolle, fürsorgliche Haltung der eigenen Person gegenüber vermittelt sich in der Regel über kurz oder lang auch anderen in Ihrem Umfeld. Indem Sie sich nicht stärker geben als Sie sind und genau darauf achten, was Sie brauchen, wird dies auch nahestehenden Personen deutlicher.

Manchmal kann auch ein Blick auf andere Kulturen und Lebensformen helfen: Naturvölker haben oft ein ganz anderes Verhältnis zu Arbeit und Leistung als wir. Einige Völker der Kalahari-Wüste arbeiten zum Beispiel nur zwei bis drei Stunden am Tag. Die Bewohner Papua-Neuguineas glauben, es schade der Gesundheit, an zwei aufeinanderfolgenden Tagen zu arbeiten. Sie arbeiten einfach nur für das, was sie zum Leben wirklich brauchen. In Japan kultiviert man die Kunst des Nickerchens und nennt sie »Inemuri«. Mehrmals am Tag ein kurzes Schläfchen ist laut Hirnforschung sogar gesund und kann Krankheiten vorbeugen.

8.5 Erstmals im Überfluss: Ruhe und Zeit

Wenn Ihr Leben etwas leerer und ruhiger geworden ist, wenn Sie ausreichend Hilfe organisieren konnten, wenn die verfügbaren Behandlungen Ihre Beschwerden hoffentlich etwas lindern und Sie das Pacing schon ein wenig beherrschen, können Sie sich in Ihrer neuen Lebenssituation umschauen. Vermutlich war Ihr Alltag zuvor vollgepackt mit Terminen, Aktivitäten und Verpflichtungen. Vielleicht haben Sie jetzt zum ersten Mal in Ihrem Leben sehr viel Zeit und Ruhe.

Es soll nun um die Fragen gehen, welche Gestaltungsmöglichkeiten es in einem Leben mit derart engen Grenzen noch gibt. Lässt sich aus einer so schwierigen Lage überhaupt noch etwas machen? Kann ich die Zeit vielleicht irgendwie für Dinge nutzen, die ich schon immer einmal tun wollte, aber für die ich nie genug Muße hatte? Kann ich mir sogar möglicherweise Fähigkeiten aneignen, die ich noch gut gebrauchen kann, falls es irgendwann eine Therapie für die Krankheit geben wird und ich wieder gesund werden sollte?

Lust und Frust: Leben in Zeitlupe

»Die Entdeckung der Langsamkeit« heißt der Titel eines Romans von Sten Nadolny. Die Geschichte handelt von einem Polarforscher, der aufgrund seiner Langsamkeit nicht mit der Schnelllebigkeit des modernen Lebens mithalten kann. Durch seine besondere Ausdauer wird er jedoch schließlich zu einem großen Entdecker. Das Buch »Tranquilla Trampeltreu« von Michael Ende behandelt ein ähnliches Thema. »Entschleunigung« ist heute ein allseits bekannter Begriff. Es gibt dazu Ratgeber, Seminare und sogar eine »Slow-Bewegung«, die darauf abzielt, der Hektik des Alltags entgegenzuwirken, indem man die Dinge des Lebens langsamer und bewusster tut: kochen, essen, gehen, lesen, aufräumen, Sex haben, sich unterhalten, einkaufen. Auch östliche Lehren, wie etwa der Zen-Buddhismus, sehen im »Leeren« des Alltags und des Geistes ein erstrebenswertes Ziel, das die Gedankenflut eindämmt, Leiden mindert und Wohlbefinden stärkt. Dies soll erreicht werden, indem man regelmäßig meditiert und sich auf das Erleben des gegenwärtigen Augenblickes konzentriert. Man spricht von einer »Kultur der Stille und Einfachheit«.

Das ist natürlich nicht jedermanns Sache, viele Menschen sind dafür zu lebhaft und quirlig. Sie müssen auch kein:e Zen-Meister oder Zen-Meisterin werden. Es geht nur darum, die Perspektive auf Ihre Situation ein wenig zu erweitern. Vielleicht ist es gut zu wissen, dass andere manchmal genau das schätzen und suchen, wozu Sie durch Ihre Erkrankung gezwungen sind.

Ein Patient schreibt: »Ich kann maximal eine halbe Stunde am Stück Auto fahren, dann bekomme ich Symptome wie Kopfschmerzen und Übelkeit. Letzte Woche musste ich deshalb eine Fahrt unterbrechen und habe an einem kleinen See in der Nähe Halt gemacht. Dort saß ich zwanzig Minuten auf einer Bank und habe nichts getan, nur aufs Wasser geschaut. Das war ein besonders schöner Moment. Wäre ich gesund, wäre ich wie immer an diesem See vorbeigerast.« Eine Frau berichtet: »Da ich kaum noch laufen kann, fahre ich mit dem Elektroroller an den Waldrand und stehe dann eine Weile dort. So bin ich wenigstens unter freiem Himmel und an der frischen Luft. Ich nenne es ›spazierenstehen‹. Neulich sind tatsächlich nur wenige Meter von mir entfernt ein paar Rehe vorbeispaziert, ganz in Ruhe. Wäre ich nicht so völlig still dagestanden, hätten sie sich sicher nicht so nah herangetraut.«

In der Psychologie spricht man von »paradoxer Intervention« oder »Symptomverschreibung«: Tun Sie genau das, was Ihnen eigentlich das Leben schwer macht, vielleicht sogar noch etwas mehr davon. Gehen Sie noch langsamer, als Sie es können. Putzen Sie Ihre Zähne in Zeitlupe. Machen Sie noch ein oder zwei Pausen mehr als Ihnen nötig erscheint. Lassen Sie sich beim Zubereiten einer Mahlzeit richtig viel Zeit, machen Sie jeden Arbeitsschritt mit Hingabe und Genauigkeit. Schauen Sie beim Lesen oder Internet-Surfen alle paar Minuten aus dem Fenster und lassen Ihre Gedanken schweifen.

Veränderung der Wahrnehmung: Alle Sinne entdecken

Ein empfehlenswertes Buch ist »Das Geräusch einer Schnecke beim Essen« der Journalistin Elisabeth Tova Bailey, die aufgrund von ME/CFS viele Jahre bettlägerig war. Durch Zufall entdeckte sie in der Topfpflanze neben ihrem Bett eine kleine Schnecke. Sie begann, deren Lebensweise eingehend zu studieren und fand die erstaunlichsten Dinge über das Verhalten von Schnecken heraus.

Schärfen Sie Ihre Sinne: Wenn Sie Ihre sensorische, d. h. sinnliche Wahrnehmung genauer erfassen, werden Sie automatisch langsamer.
Schauen Sie sich in Ihrem Zimmer, Ihrer Wohnung um. Was sehen Sie im Einzelnen? Welche Gegenstände, Bilder und Möbel?
Achten Sie beim Gehen darauf, wie Ihre Füße am Boden abrollen, von der Ferse bis zu den Zehen, und darauf, wie sich Ihre Hüften, Arme und Schultern beim Gehen leicht bewegen. An welchen Stellen der Wohnung ist es dunkler und wo heller?
Schauen Sie aus dem Fenster. Welche Farbe hat der Himmel heute? Beobachten Sie zehn Minuten lang eine Wolke. Was genau hören Sie bei

geöffnetem Fenster draußen? Autos, Vögel, das Rauschen der Blätter an den Bäumen, einen Rasenmäher? Was hören Sie bei geschlossenem Fenster? Welche Geräusche gibt es innerhalb der Wohnung? Tickt eine Uhr, rauscht der Geschirrspüler? Hört man etwas von den Nachbarn? Wonach riecht es in den einzelnen Räumen? Wie fühlt sich Ihr Körper an, Ihr Kopf, Ihr Brustkorb, Ihre Arme und Beine? Können Sie Ihre Wirbelsäule spüren? Ihre Knie?
Wenn Sie duschen oder sich waschen: Achten Sie ganz genau darauf, wie es sich anfühlt, wenn das Wasser eine Weile über Ihre Hände oder Ihren Körper läuft.
Wonach schmeckt Ihre Zahnpasta? Nehmen Sie von einem Getränk kleine Schlucke und nehmen den Geschmack bewusst wahr. Lassen Sie sich auch einzelne Speisen langsam auf der Zunge zergehen und stellen fest, welche unterschiedlichen Geschmäcker sie haben.

Wenn Sie alle Tätigkeiten bewusst und absichtlich verlangsamen, werden Sie mit der Zeit vielleicht bemerken, dass sich Ihr Denken und Ihre Emotionen beruhigen, und damit auch Ihr Nervensystem. Ein weiterer interessanter Effekt ist häufig, dass das Bewusstsein sich allmählich zu erweitern scheint – und das, obwohl Sie in so engen Grenzen leben.

8.6 Hobbys und Aktivitäten: Was geht noch?

Es mag schwer vorstellbar sein, dass man in einem so »kleinen« Leben noch Aktivitäten finden kann, die einem Freude bereiten, einen ausfüllen und vielleicht sogar für andere Menschen hilfreich und sinnvoll sein können. Wir haben jedoch aus eigener Erfahrung und im Kontakt mit vielen anderen Betroffenen eine ganze Reihe an »kleinen« Aktivitäten gefunden, die, abhängig von der Schwere der Erkrankung, noch machbar sein können.

So wie das Internet für manche Menschen ein Fluch sein kann, weil sie sich durch übermäßigen Gebrauch sozial isolieren, ist es umgekehrt für Menschen, die gezwungen sind, relativ isoliert zu leben, oft ein

Segen. Sie können nicht nur (wohldosiert) Kontakt mit Menschen in aller Welt halten, sondern auch:

- Online-Vorträge besuchen
- an Online-Seminaren teilnehmen
- eine Sprache lernen
- ein (kleines) Instrument lernen, z. B. Mundharmonika, Flöte, Ukulele, Parlor-Gitarre
- Tutorials anschauen, z. B. zum Kochen, Schreiben, Zeichnen, Basteln, Handwerken, Pflanzen züchten
- an Internet-Aktionen zu Politik und Gesellschaft teilnehmen
- Petitionen unterschreiben; Briefwechsel mit Inhaftierten pflegen, z. B. über Amnesty International
- sich von zu Hause aus an Zähl-Aktionen von Naturschutzverbänden beteiligen (Vögel, Schmetterlinge etc.)
- Routen von Zugvögeln online beobachten
- Livestreams von Sternwarten, Poker-Events, Sportveranstaltungen etc. verfolgen
- Therapien und Beratungen in Anspruch nehmen
- die internationale Forschung zu verschiedenen Themen verfolgen
- bei Wikipedia mitarbeiten (z. B. kleine Korrekturen oder Aktualisierungen von Artikeln zu eigenen Interessen)
- eine eigene Website gestalten; Bloggen zu Themen Ihres Interesses
- sich in Foren mit Betroffenen austauschen
- sich auf Websites zu ME/CFS und Long Covid einbringen
- wenn Sie zeitweise arbeitsfähig sind: im Homeoffice arbeiten
- stundenweise selbst Beratungen anbieten
- als Influencer:in tätig sein
- Museen virtuell besuchen
- ein Buch online veröffentlichen (Selfpublishing)
- Aufgaben zum kognitiven Training machen
- an Online-Rollenspielen teilnehmen (Gaming).

Es handelt sich hier nur um eine kleine Auswahl. Natürlich hat nicht jede:r die gleichen Fähigkeiten, Interessen oder finanziellen Möglichkeiten. Aber vielleicht bietet diese Liste einige Anregungen, welche Aktivitäten für Sie grundsätzlich interessant und machbar sein könnten. Manche Erkrankte werden einmal täglich einige dieser Optionen nutzen können, manche vielleicht nur einmal in der Woche.

Sie können all dies im Sitzen oder Liegen tun. Und bei fast allem kann man die Dosen in kleine Einheiten aufteilen und dazwischen viele Pausen einlegen. Auch hier ist es wichtig, sich nicht zu viel vorzunehmen, Prioritäten zu setzen und äußerst sorgfältig mit den Kräften zu haushalten. Dabei können Sie auf Ihre ggf. bereits erstellten Listen zum Pacing zurückgreifen.

Aber auch im analogen bzw. realen Leben gibt es für Erkrankte eine Reihe von Möglichkeiten, angenehmen, erfüllenden oder sinnvollen Beschäftigungen nachzugehen:

- kleine Zeichnungen, Mini-Aquarelle oder Cartoons anfertigen
- kleine Bastelarbeiten, z. B. Origami, Vogelhäuschen, Fingerpuppen
- Kleingeräte reparieren
- Lieder singen (leise)
- im Sitzen tanzen (langsam und kurz)
- auf dem Balkon, im Garten oder auf einer Wiese sitzen oder liegen
- Vögel, Bäume, Wolken oder Menschen beobachten
- Gedichte oder Kurzgeschichten lesen
- kurze Briefe oder Postkarten schreiben
- sich ein kleines Haustier anschaffen (Katze, Vogel, Hamster)
- Kurzgeschichten oder Gedichte schreiben
- Musik hören
- Musikrichtungen neu entdecken, z. B. klassische Musik, Rap, Jazz, afrikanische Musik
- Podcasts und Hörbücher hören
- Freunde und Familienmitglieder, die man nur selten sehen kann, bitten, eine Audiodatei aufzunehmen mit Lieblingsgeschichten oder anderen Texten
- Sudoku, Kreuzworträtsel, Denksportaufgaben lösen

- Yoga oder sanfte Gymnastik im Liegen machen
- ein Buch lesen (in kleinen Etappen); weniger anstrengend sind Graphic Novels, Comics, gute Kinderbücher
- ruhige Filme und Serien anschauen oder gute Comedy und Dramedy; auch alte Filme, Zeichentrick- und gute Kinderfilme sind meist weniger hektisch und wirken oft stimmungsaufhellend
- fotografieren (Entdecken kleiner Welten, z. B. Wiese, Insekten, Pflanzen).

Sollten Sie stark von Brain Fog betroffen sein, also dem Gefühl eines benebelten Gehirns, versuchen Sie, die Einheiten der jeweiligen geistigen Aktivität zu verkleinern. Da Brain Fog vermutlich mit der verminderten Durchblutung der kleinen Gefäße im Gehirn zusammenhängt, können Sie auch eine Erhöhung der Trinkmenge (mind. 2 Liter/Tag) und langsames »Radfahren« im Liegen versuchen.

Und schließlich könnte auch das Nichtstun neu entdeckt und bewertet werden. Man kann es als Qual betrachten, was es bei dieser Krankheit oft durchaus auch ist, oder man versucht, den Zustand des Nichtstuns zumindest manchmal zu genießen. Besonders, wenn man zuvor im Leben stark eingespannt war und viel Verantwortung getragen hat, kann es wohltuend sein, einmal nicht mehr dauernd im Stress zu sein, nicht ständig für alles und jede:n verfügbar sein zu müssen. Natürlich würden viele Erkrankte nichts lieber tun, als all dies wieder in Kauf zu nehmen. Aber bei Long Covid oder ME/CFS bleibt einem leider oft keine andere Wahl, als sich auf Phasen des Nichtstuns einzustellen, wenn man nicht ununterbrochen leiden will. Falls Sie mögen, können Sie »Aus dem Leben eines Taugenichts« von Joseph Eichendorff lesen oder anhören, ein Loblied auf das Tagträumen und Sich-treiben-lassen, oder Sie schauen sich Janosch-Geschichten bei Youtube an, z. B. »Siebenschläfer«.

Zu Ihren »Aktivitäten« sollten also auch die folgenden zählen:

- mehrmals am Tag ein Nickerchen machen
- dösen
- die Seele baumeln lassen

- faulenzen
- sitzen und in die Gegend gucken
- still sein
- Tagträumen
- in der Hängematte liegen (falls vorhanden)

Vor der Krankheit konnten Sie meist dann gut schlafen, wenn Sie sich den Tag über »ausgepowert« haben, jetzt ist oft das Gegenteil der Fall: Sie schlafen am besten, wenn der Tag möglichst ruhig war. Was wie eine abgegriffene Kalenderweisheit klingt, trifft bei postinfektiösen Erkrankungen buchstäblich zu: In der Ruhe liegt die Kraft.

Neu kalkulieren: Dauer und Intensität

Wir sind es gewohnt, von allem möglichst viel zu wollen: viele neue Herausforderungen, viel Erfolg, viel Information, viele Freunde, viele Anregungen und schöne Momente, viele Freizeitaktivitäten. Aber im Laufe Ihrer Erkrankung werden Sie vielleicht bemerken, dass sich Ihre Haltung auch in dieser Hinsicht ein wenig verändert. Durch das Pacing machen Sie alles langsamer und bewusster, Sie nehmen sich zwangsläufig mehr Zeit für die Dinge, planen sorgfältiger, achten mehr auf Ihre Bedürfnisse und Grenzen. Dadurch wird das »Feintuning« Ihrer Sinne immer ausgeprägter.

Es verhält sich ein wenig wie mit besonders gutem Essen: Hat man jeden Tag reichlich davon, bemerkt man es irgendwann gar nicht mehr. Wenn man jedoch einige Zeit gefastet hat, eine Gastritis hatte oder auf einer langen Bergtour unterwegs war, schmeckt die erste Scheibe Brot mit Butter einfach himmlisch. Was in Ihrem Leben früher selbstverständlich und wie nebenher geschehen ist, fühlt sich möglicherweise jetzt anders an: ein paar Schritte unter freiem Himmel, auf einer Bank im Park sitzen, beim Bäcker stehen und sich selbst etwas aussuchen können, sich mit einem:r Freund:in unterhalten – jeder Moment erscheint nun möglicherweise kostbar und wird mit größerer Intensität wahrgenommen. Während die Zeit vorher nur so verflogen ist, weil man von einer Aktivität zur nächsten durch die Tage und Wochen raste, ohne es richtig zu bemerken, geschweige denn ausgiebig zu genießen, scheint sich die Zeit in schönen Momenten jetzt weiter auszudehnen. Dadurch steigert sich auch oft die Genussfähigkeit.

Früher konnten Sie endlos Tischtennis spielen, mit Bekannten feiern oder im Schwimmbad liegen. Heute ist Ihr Akku nach einer halben Stunde leer und Sie müssen sich ausruhen. Das ist enorm frustrierend. Aber vielleicht hilft es, sich bewusst zu machen, dass die Qualität von Aktivitäten nicht zwangsläufig mit ihrer Menge bzw. Dauer zunimmt.

Sie können also versuchen, die Dauer Ihrer Aktivitäten oder Kontakte nun mit deren Intensität zu »verrechnen«: Auf der Dauer-Seite haben Sie durch die Erkrankung deutlich weniger Punkte, dafür jedoch auf der Seite von Intensität und Genuss deutlich mehr.

8.7 Trauer, Wut und Resignation

Die Krankheit mit all ihren belastenden Auswirkungen soll hier weder verharmlost noch beschönigt werden. Wir wollen niemanden dazu drängen, »doch auch das Positive an der Situation zu sehen« oder vom sogenannten »Positiven Denken« überzeugen. Vielmehr geht es darum, Strategien auszuprobieren, die Ihre Situation etwas erträglicher machen, sozusagen im Sinne einer Schadensbegrenzung.

Es wird immer wieder Phasen geben, in denen Sie es schlicht und einfach satthaben, krank zu sein. Wo Sie traurig, niedergeschlagen oder verzweifelt sind und all dem nachtrauern, was Sie verloren haben. Wo Sie Ihr ewiges Kranksein verfluchen und ungerecht finden. »Ich will mein Leben leben, aktiv sein! Ich hatte immer Hummeln im Hintern und tausend Interessen! Ich hasse meine Krankheit! Im Bett liegen zu müssen, ist für mich die Höchststrafe!«, schreibt eine Patientin. In diesen Phasen macht es Sie schon zornig zu sehen, wie leicht und selbstverständlich andere durchs Leben gehen, wie sie Fahrrad fahren, Konzerte besuchen, Urlaub machen. Sie werden denken, dass das Pacing überhaupt nichts bringt außer Einschränkungen und Langeweile, und dass es Ihnen niemals wieder besser gehen wird. Vielleicht führt dieser Zorn dazu, dass Sie mit voller Absicht Ihre Kraftration überziehen, daraufhin schwere Crashs erleben und denken: »Aber dann hatte ich wenigstens was davon!«

Ihre Gefühle von Trauer, Wut und Resignation sind absolut verständlich und vollkommen berechtigt. In gewisser Weise sind sie sogar eine gesunde Reaktion der Seele auf eine oft kaum erträgliche Situation. Es ist von großer Wichtigkeit, dass diese Emotionen Beachtung, Geduld und Zuwendung erfahren – im Idealfall auch von anderen, aber in erster Linie von Ihnen selbst. Seien Sie in solchen Phasen bitte nicht streng oder ungeduldig mit sich, sondern besonders behutsam und nachsichtig. Achten Sie vor allem darauf, sich nicht mit selbstabwertenden Gedanken noch weiter runterzuziehen, wie z. B. »Du hältst echt überhaupt nichts mehr aus.«, »Andere schaffen das doch auch.«, »Es nützt doch nichts, dich zu beklagen!«

Stattdessen brauchen Sie dringend hilfreiche Kognitionen wie: »Es ist vollkommen in Ordnung, traurig zu sein, dazu habe ich allen Grund.«, »Jeder andere wäre in meiner Lage auch verzweifelt.«, »Heute bin ich besonders verletzlich, also muss ich besonders liebevoll mit mir umgehen.«, »Ich sollte sehr genau darauf achten, was ich heute brauche.«

Stellen Sie sich vor, das Gefühl der Traurigkeit oder Wut wäre eine Person oder noch besser ein Kind, gegebenenfalls Ihr eigenes. Was würden Sie zu ihm sagen? Wie würden Sie sich konkret verhalten? Was denken Sie, wäre für die Person oder das Kind hilfreich? Legen Sie eine kleine Liste mit solchen Sätzen und Verhaltensoptionen an, die Sie in seelischen Tiefs zur Hand nehmen können.

Es ist besser, diese Emotionen nicht zu verdrängen, auch wenn sie manchmal schwer auszuhalten sind. Andererseits sollen Sie aber auch nicht von ihnen überrollt werden oder diese Ihr Leben beherrschen lassen. Um hier eine gute Balance zu finden, gibt es weitere hilfreiche Strategien.

Das Club-Modell: Ich bin mehr als meine Krankheit

Manche Autoren sprechen von der »Ego-State-Therapie«, der »Teile-Therapie« oder dem »Inneren Team«. Wir möchten hier das Bild des sogenannten »Club-Modells« verwenden, das einen ähnlichen Ansatz verfolgt. Es geht davon aus, dass jede Persönlichkeit aus verschiedenen Anteilen besteht: schwachen und starken, angepassten und freiheitsliebenden, traurigen und lebensfrohen, aggressiven und friedfertigen, kindlichen und erwachsenen, faulen und fleißigen. Je nach unserer Sozialisation (d.h. den Bedingungen, unter denen wir aufgewachsen sind) und unseren Werten und Überzeugungen neigen wir dazu, manche unserer inneren Anteile mehr zu schätzen und manche eher zu unterdrücken oder zu vernachlässigen. Eine gesunde Psyche – so die Grundannahme – gibt jedoch allen Anteilen, positiven wie vermeintlich negativen, gleiche Daseinsberechtigung und Anerkennung. Im Club-Modell soll, bildlich gesprochen, ein:e Clubvorsitzende:r diese Funktion übernehmen. Er oder sie sorgt dafür, dass alle Club-Mitglieder gleichermaßen geachtet werden. Alle sollen regelmäßig zu ihrem Recht kommen.

Statt die inneren Figuren zu gendern, werden wir in den kommenden Kapiteln jeweils weibliche und männliche Beispiele zu gleichen Teilen vorstellen.

Stellen Sie sich Ihren inneren Club bildlich vor. Wer sitzt alles mit am runden Tisch? Welche unterschiedlichen Seiten von sich selbst haben Sie im Laufe Ihres Lebens schon kennengelernt? Welche zeigen sich im Alltag? Welche im Kontakt mit anderen? Welche, wenn Sie mit sich allein sind? Welche Seiten an sich selbst mögen Sie gern und welche nicht so gern? Welche sind Ihnen eher peinlich?

Sie brauchen hier nicht zu weit in die Tiefe zu gehen, dies wäre eher Sache einer Psychotherapie. Stellen Sie Ihren Club eher mit einer spielerischen Herangehensweise und einer Prise Selbstironie zusammen.

Wenn Sie möchten, notieren Sie die Namen bzw. Bezeichnungen der einzelnen Mitglieder oder fertigen eine Skizze an.

Nehmen wir beispielsweise an, im Club einer weiblichen Person sitzen

folgende Figuren: die Kämpferin, die schwer Kranke, die Lebenslustige, die Ängstliche, die Reizbare, die Übermütige und die Traurige. Aufgabe der Clubvorsitzenden ist es nun zunächst, die einzelnen Mitglieder zu begrüßen und ausdrücklich willkommen zu heißen. Jede Figur darf da sein, jede hat ihre speziellen Bedürfnisse und die gleichen Rechte.
Diese Grundhaltung kann Ihnen in Zeiten helfen, wenn Ihre Trauer oder Wut besonders stark ausgeprägt sind. Lehnen Sie sie nicht ab, werten Sie sie nicht ab, sondern würdigen Sie sie und kümmern sich ganz bewusst um sie. Räumen Sie ihnen Zeit ein. Manchmal vielleicht ein paar Stunden, manchmal einen oder mehrere Tage.
Wenn etwa »die Traurige« kommt und ihr Recht einfordert, wenden Sie sich ihr zu (wie oben beschrieben). Holen Sie eine Packung Taschentücher, weinen Sie, wiegen Sie sich, singen Sie leise ein tröstendes Lied, kuscheln Sie sich in eine Decke, verwöhnen Sie sich, legen Sie den Kopf an die Schulter Ihres Partners oder einer Freundin – was immer Ihnen guttut. Sollte längeres Weinen Sie zu viel Kraft kosten, können Sie es auch in Ihrer Vorstellung tun. Nach einiger Zeit werden Sie sich wahrscheinlich etwas beruhigen. Drängen Sie sich nicht dazu, sondern warten ab, bis Sie sich etwas erleichtert fühlen. Irgendwann darf dann wieder ein anderes Club-Mitglied ans Ruder.
Wenn »die Reizbare« am Zug ist, heißen Sie sie ebenfalls ausdrücklich willkommen. Sie darf genervt und wütend sein, sie darf randalieren. Geben Sie anderen in Ihrem Umfeld notfalls Bescheid, verlassen Sie den Raum und verhauen ein Kissen oder brüllen Sie hinein. Lassen Sie ordentlich Dampf ab, fluchen Sie ausgiebig – falls Sie die Kraft dazu haben. Anderenfalls können Sie auch in Ihrer Vorstellung ausrasten, Ihrer Phantasie sind dabei keine Grenzen gesetzt! Bestimmt fallen Ihnen einige Ärzt:innen oder Institutionen ein, die Ihnen Schwierigkeiten gemacht haben und als Zielscheibe dienen können. Wenn Sie Anregungen brauchen, schauen Sie sich eine Komödie über Wutausbrüche oder einen Actionfilm an. Irgendwann wird Ihre Wut wahrscheinlich ein wenig verrauchen. Dann wäre wieder ein anderes Clubmitglied an der Reihe und die:der Vorsitzende erteilt ihr das Wort.
Sogar »die Resignierte« darf da sein und muss respektiert werden. Lassen

Sie sie für ein oder zwei Tage aufgeben. Vielleicht möchte sie einfach nur da sein, aus dem Fenster gucken, nichts mehr wollen, tun oder erhoffen. Warten Sie ab, was geschieht, bleiben Sie ihr aufmerksam und freundlich zugewandt. Vielleicht finden Sie es nach einer Weile sogar ein wenig entlastend, mal eine Zeit lang nicht mehr zu kämpfen oder zu hoffen. Vielleicht landen Sie auf diese Weise bei der bereits beschriebenen radikalen Akzeptanz. Vielleicht wird Ihnen das Resignieren aber irgendwann auch langweilig. Dann wäre zum Beispiel »die Neugierige« an der Reihe, die Lust hat, wieder etwas zu tun oder auszuprobieren.

Es ist wichtig, sich darauf zu besinnen, dass Ihre Persönlichkeit zwar zu einem relativ großen Teil, aber nicht ausschließlich aus Ihrer Erkrankung besteht, sondern es weitere Anteile gibt. Dies kann Ihnen helfen, eine bessere Balance zu finden. Der Marathonläufer zum Beispiel ist vielleicht nicht mehr aktiv, aber seine Ausdauer und Beharrlichkeit sind noch vorhanden. Die Managerin kann nicht mehr Vollzeit tätig sein, aber ihre Fähigkeit, Dinge klug zu organisieren und zu delegieren, ist nicht verschwunden.

8.8 Das Innere Zuhause

Wenn man krankheitsbedingt vielfältigen Belastungen ausgesetzt ist und viel Zeit in Ruhe mit sich allein verbringt, ist es besonders wichtig, mit sich selbst so weit wie möglich im Reinen zu sein. Erkrankungen wie Long Covid oder ME/CFS wirken oft wie eine Art Brennglas im Hinblick auf ungelöste innere Konflikte. Man kann ihnen nicht mehr, wie sonst, aus dem Weg gehen, indem man sie in einem überfüllten Alltag verdrängt oder aufschiebt. Daher können Sie, wenn es Ihr Befinden erlaubt, eine Art Bestandsaufnahme von Ihrem Innenleben machen und sozusagen ein wenig aufräumen, ausmisten, um sich anschließend behaglich neu einzurichten.

Möglicherweise hatten Sie schon vor Ihrer Erkrankung Schwierigkeiten damit, »Nein« zu sagen und Ihre eigenen Bedürfnisse wahrzunehmen und durchzusetzen. Oder Sie hatten immer schon besonders hohe Erwartungen an sich selbst und fühlten sich schnell wertlos, wenn Sie diese nicht erfüllten. Oder es gab in manchen Ihrer sozialen Beziehungen auch vorher schon ein Ungleichgewicht zwischen Geben und Nehmen, das nun noch deutlicher zum Vorschein kommt.

Vielleicht gelingt es Ihnen aus eigener Kraft, hier ein wenig Ordnung zu schaffen. Sie können aber auch überlegen, ob eine psychologische Beratung Ihnen guttun würde. Dabei ist, wie schon erwähnt, wichtig, dass die behandelnde Fachkraft ein wenig über Long Covid und ME/CFS weiß oder bereit ist, sich darüber zu informieren.

Das Innere Zuhause sollte ein Ort sein, an den Sie sich gedanklich zurückziehen können, und wo Sie Ruhe und einen gewissen Frieden mit sich selbst finden.
Stellen Sie sich bildlich ein Haus vor, in dem Sie sich wohlfühlen würden. Sie können auch eine Zeichnung, eine Collage, eine Bastelarbeit oder einen Entwurf am PC anfertigen. In diesem Zuhause befindet sich in verschiedenen Räumen alles, was Sie ausmacht: Ihre Stärken und Schwächen, Ihre Erfolge und Misserfolge, Ihre Macken und Schrullen, Ihre Erinnerungen und Narben, Ihre Werte, Interessen und Vorlieben.
Niemand außer Ihnen selbst hat dort Zutritt. Es ist Ihr ganz persönlicher Rückzugsort. Niemand fordert hier etwas von Ihnen, niemand urteilt über Sie, auch nicht Sie selbst. Sie können sich in den einzelnen Räumen aufhalten, sich umsehen, Ihre Schätze betrachten, sich gehenlassen.
Sie können ausräumen und entsorgen, was Sie nicht mehr brauchen oder Sie stört. Sie können Bereiche neu und angenehmer gestalten.
Wichtig ist, dass Sie in diesem Zuhause gütig, großzügig und wohlwollend mit sich selbst umgehen.

Während Ihrer Arbeit mit diesem Buch haben Sie wahrscheinlich schon ein besseres Gespür für eine gute Selbstfürsorge entwickelt. Sie können sich nochmal klarmachen, dass Sie Ihre Bedürfnisse nicht nur geltend machen dürfen, sondern es sogar müssen, wenn Sie nicht noch kränker werden wollen. Ein Teil Ihrer Selbstfürsorge sollte darin bestehen, sich immer wieder in Ihr Inneres Zuhause zurückzuziehen, etwa während Ihrer Ruhezeiten. Sie können es auch mitnehmen und in Situationen aufrufen, wo Sie sich unsicher und gestresst fühlen, zum Beispiel im ärztlichen Wartezimmer oder bei schwierigen sozialen Kontakten.

Neue Fähigkeiten

Im Verlauf Ihrer Erkrankung haben Sie eine Reihe an Fähigkeiten und Möglichkeiten verloren, aber wahrscheinlich auch einige neue hinzugewonnen. Oft ist einem dies gar nicht richtig bewusst. Schauen Sie einmal genauer hin:

- Können Sie gute Momente besser genießen?
- Haben Sie gelernt, Dinge zu schätzen, die vorher selbstverständlich für Sie waren?
- Haben Sie ein neues Hobby entdeckt oder alte Interessen wiederbelebt?
- Sind Sie in der Not erfinderischer geworden, als Sie es von sich geglaubt hatten?
- Haben Sie mehr innere Ruhe und Geduld entwickelt?
- Können Sie besser planen und Aufgaben delegieren?
- Gehen Sie sanftmütiger und aufmerksamer mit sich selbst um?
- Setzen Sie sich weniger unter Druck als vorher?
- Können Sie besser Nein sagen und Ihre eigenen Bedürfnisse besser vertreten?
- Ist Ihnen aufgefallen, dass Sie weit mehr geistige oder seelische Stärke besitzen, als Sie es sich zugetraut hätten?
- Sind Ihre Selbstakzeptanz und Selbstliebe inzwischen stärker ausgeprägt?
- Haben sich Ihre Sinne und Beobachtungsgabe geschärft?

Diese neuen Errungenschaften sollten ebenfalls in einem Raum Ihres Inneren Zuhauses untergebracht werden. Vielleicht fallen Ihnen noch mehr Fähigkeiten ein, die Sie entwickelt haben. Falls es Ihnen schwerfällt, sich selbst einzuschätzen oder gar zu loben, können Sie auch Menschen danach fragen, die Ihnen nahestehen.

Das Leben mit Long Covid oder ME/CFS ist tägliche Schwerstarbeit, ein wahrhaftiger Marathon. Es wäre an der Zeit, dass Sie sich für jeden einzelnen Tag, den Sie bisher mit der Krankheit überstanden haben, Respekt zollen. Dieser Respekt gehört an einen besonderen Ort Ihres Inneren Zuhauses, etwa in Form von Pokalen, Auszeichnungen und Tapferkeitsmedaillen über dem Kamin im Wohnzimmer.

9 Mentale Techniken

Wir möchten Ihnen gerne eine Reihe weiterer Methoden und Techniken vorstellen, die im Umgang mit chronischen Erkrankungen wie Long Covid oder ME/CFS hilfreich sein können und von Expert:innen empfohlen werden. Neben jenen Ruhephasen, wo Sie einfach nur dösen, träumen oder schlafen, gibt es auch Möglichkeiten zur sogenannten »aktiven Regeneration«. Übungen zu Meditation, Entspannung und Imagination haben sich in zahlreichen Studien als effektiv erwiesen für:

- Linderung chronischer Schmerzen
- Abbau von Angst und Anspannung
- Beruhigung des vegetativen Nervensystems
- Modulation des Immunsystems
- Stärkung von Stressbewältigungsfähigkeiten im Alltag
- Rückgang depressiver Verstimmungen
- Regulation des Herz-Kreislauf-Systems

Bei manchen solcher Methoden wird sogar die Heilung von ME/CFS in Aussicht gestellt, z. B. im Gupta-Programm, oder völlige Schmerzfreiheit, z. B. im Buch »Schmerzfrei durch Achtsamkeit« (Penman & Burch 2015). Unserer Erfahrung nach handelt es sich hier jedoch um Berichte von seltenen Einzelfällen, die sich nicht verallgemeinern lassen. Bei der Anwendung der von uns beschriebenen Verfahren liegt der Schwerpunkt daher voranging auf Linderung der Symptome und Erleichterung im Umgang mit der Erkrankung.

9.1 Meditationsübungen und Entspannungstechniken

Beruhigung des Nervensystems

Wissenschaftlich gut belegt ist der Nutzen von Konzepten der Progressiven Muskelrelaxation (PMR) nach Jacobson sowie der Mindfulness Based Stress Reduction (MBSR), übersetzt: Achtsamkeitsbasierte Stressreduktion (Kabat-Zinn 1999).

Bei Meditationen und Entspannungstechniken kommt es nicht darauf an, überhaupt nichts zu denken oder niemals abzuschweifen, sondern mit der Aufmerksamkeit geduldig immer wieder zu einem bestimmten Fokus oder »Anker« zurückzukehren. In den meisten Übungen ist dies der Atem. Wir beginnen mit einer einfachen Grundübung, auf der Sie dann verschiedene weitere Übungen aufbauen können.

Legen oder setzen Sie sich an einen ruhigen Ort. Machen Sie es sich so bequem wie möglich. Schließen Sie Ihre Augen. Legen Sie Ihre Hände sanft auf den Bauch und achten auf Ihren Atem. Beobachten Sie, wie er durch Ihre Nase ein- und ausströmt, und wie er Ihre Bauchdecke ein wenig hebt und senkt. Verändern Sie nichts, beeinflussen Sie nichts, sondern beobachten Sie nur. Beginnen Sie, bis zehn zu zählen. Beim Einatmen eins, Ausatmen zwei, Einatmen drei, Ausatmen vier und so weiter. Bei zehn beginnen Sie wieder von vorn.

Dass Ihre Gedanken dabei abschweifen, ist völlig normal. Wenn Sie es bemerken, lenken Sie Ihre Aufmerksamkeit einfach jedes Mal geduldig und freundlich wieder zurück auf Ihren Atem. Falls Gefühle oder Bilder auftauchen, ist das ebenfalls in Ordnung. Betrachten Sie sie für einen Moment und stellen Sie innerlich fest, worum es sich handelt, z. B. »Das ist ein Gefühl von Unruhe« oder »Das war ein schwerer Moment«. Dann lassen Sie das Gefühl oder Bild los, sodass es weiterziehen kann wie Wolken am Himmel oder Boote, die auf dem Wasser vorüberschaukeln. Kehren Sie dann wieder zum Atmen und Zählen zurück. Machen Sie diese Übung insgesamt mindestens zehn Minuten lang.

Diese Grundübung können Sie auch öfter mal auf die Schnelle zwischendurch machen. Für eine längere und tiefere Entspannung eignen sich als Einstieg Übungen zur sogenannten Progressiven Muskelentspannung (PMR). Sie orientieren sich an konkreten körperlichen Aktionen. Daher können auch Personen, die einen sehr unruhigen Geist haben, nicht lange stillhalten können und vielleicht zunächst Schwierigkeiten haben, sich Dinge vor dem geistigen Auge vorzustellen, davon profitieren.

Legen Sie sich an einem ruhigen Ort hin, z. B. aufs Bett, das Sofa oder die Yogamatte. Schließen Sie die Augen und führen Sie zu Beginn die Grundübung durch. Anschließend ballen Sie Ihre rechte Hand zur Faust, halten die Anspannung für einige Sekunden, dann lassen Sie die Finger ganz langsam los, jeden einzelnen. Machen Sie dasselbe mit Ihrer linken Hand. Beobachten Sie genau den Unterschied zwischen Anspannung und Entspannung. Achten Sie darauf, andere Körperpartien währenddessen möglichst locker zu lassen, auch im Kiefer und Gesicht. Dann beugen Sie Ihren rechten Unterarm und spannen die Oberarmmuskeln an. Einige Sekunden halten und wieder lösen. Machen Sie das Gleiche mit dem linken Arm. Spannen Sie dann die Muskeln im Unterarm an, indem Sie die Handflächen auf die Unterlage drücken. Fünf Sekunden halten und wieder lösen. Ziehen Sie die Schultern so weit wie möglich nach oben, halten Sie sie einen Moment lang dort, dann lassen Sie sie wieder nach unten sinken. Spannen Sie die Oberschenkel- und Gesäßmuskeln an und lassen sie wieder los. Dann spannen Sie die Unterschenkel an, indem Sie Ihre Fersen auf die Unterlage drücken. Beim Loslassen achten Sie jedes Mal wieder auf das Gefühl der Entspannung. Kommen Sie nun zu Ihrem Gesicht: Öffnen Sie Ihre Augen weit und ziehen die Augenbrauen hoch, dann lassen Sie wieder los. Ziehen Sie Ihre Augenbrauen fest zusammen, halten die Spannung und lösen sie wieder. Kneifen Sie die Augen ganz fest zusammen und lösen wieder auf. Beißen Sie die Zähne zusammen und lösen auf. Drücken Sie den Nacken fest gegen die Unterlage und wieder lösen. Drücken Sie Ihren Bauch einige Sekunden nach außen, dann lösen Sie wieder.

Beenden Sie diese Übung, indem Sie noch ein paar Minuten Ihre Atemzüge zählen. Beobachten Sie, wie Ihr Körper und Ihre Muskeln sich nun anfühlen. Es gibt hier kein »falsch oder richtig«. Stellen Sie es einfach nur fest, ohne zu beurteilen.

Linderung von Schmerzen

Viele von Long Covid und ME/CFS Betroffene leiden unter chronischen Kopfschmerzen, Gelenkschmerzen, Muskelschmerzen oder Nervenschmerzen. Die Gabe von Schmerzmitteln ist ratsam, jedoch wegen Nebenwirkungen meist nicht unbegrenzt möglich. Daher können Sie unterstützend Meditationsübungen versuchen. Es geht dabei vor allem darum, die sekundären Symptome, die chronische Schmerzen mit sich bringen und diese meist noch verstärken, zu reduzieren, z.B. Verspannung, Angst, Ärger oder sorgenvolles Grübeln.

Schmerzempfindungen entstehen im Gehirn und können auch dort beeinflusst und reguliert werden. Regelmäßiges Meditieren vermindert nachweislich nicht nur die Aktivität von Rezeptoren, die für Schmerzwahrnehmung, Angst und Erregung zuständig sind, sondern es aktiviert auch diejenigen Hirnregionen, die für die Verarbeitung von Emotionen und für Entspannung zuständig sind.

Die folgende Achtsamkeitsübung ist dafür besonders geeignet.

Wenden Sie wieder für zehn Minuten die Grundübung an, am besten im Liegen. Anschließend wandern Sie mit Ihrer Aufmerksamkeit zu Ihrem rechten Fuß. Versuchen Sie, jeden Ihrer Zehen einzeln zu spüren, wenn das möglich ist, ohne die Zehen zu bewegen. Dann spüren Sie Ihre Fußsohle, die Ferse, den Spann. Stellen Sie fest, ob Sie dort etwas wahrnehmen, z.B. Wärme, Kälte oder Kribbeln. Stellen Sie es wieder einfach nur fest, ohne zu bewerten. Wenn Sie zunächst gar nichts wahrnehmen, ist das auch in Ordnung. Wandern Sie nun mit Ihrer Aufmerksamkeit Ihr rechtes Bein herauf bis zur Hüfte. Wie fühlt sich Ihr Bein an, der Unterschenkel, das Knie, der Oberschenkel? Können Sie dort etwas empfinden? Spüren Sie irgendwo Druck, Ziehen oder Schmerz? Stellen Sie es einfach nur fest und beurteilen Sie es nicht. Wandern Sie dann mit Ihrer Auf-

merksamkeit zum linken Fuß und beobachten die Empfindungen dort. Dasselbe machen Sie mit dem rechten Bein. So wandern Sie mit Ihrer Aufmerksamkeit durch Bauch und Brustkorb, unteren und oberen Rücken, Hände und Arme, Hals, Gesicht und Kopf. Nehmen Sie wahr, wo Sie Schmerzen haben und wo nicht, welche Körperregionen sich angenehm anfühlen, welche entspannt sind oder verspannt. Stellen Sie es jeweils einfach nur fest.
Wenn Sie mit Ihrer Aufmerksamkeit durch alle Bereiche gewandert sind, konzentrieren Sie sich bitte wieder auf Ihren Atem. Stellen Sie sich vor, dass er beim Einatmen in Ihr Becken, Ihre Beine und Füße bis hinunter in Ihre Fußzehen strömt und wieder hinauf bis in Ihre Schädeldecke. Spüren Sie, wo der Atem Ihren Rücken bewegt, Ihren Bauch und Ihren Brustkorb. Nun atmen Sie langsam und sanft in die Körperstellen hinein, wo Sie Schmerzen und Verspannungen empfinden. Stellen Sie sich vor, dass der Schmerz durch den Atem weicher wird, beweglicher, dass er sich zu lösen beginnt. Stellen Sie sich weiter vor, Ihr Atem sei wie eine Luftmatratze oder ein kleines Boot, das Ihren Körper mitsamt den Schmerzen sanft auf den Wellen wiegt und schaukelt. Nach etwa 15 bis 20 Minuten kehren Sie wieder für eine Weile zum Zählen Ihres Atems zurück. Dann beenden Sie die Meditation.

Wenn Sie noch keine Erfahrung mit Meditation haben, wird am Anfang vielleicht gar nichts klappen: Sie fühlen sich verspannt und unruhig, können sich bildlich nichts vorstellen und der Schmerz bleibt genauso wie er war. Haben Sie etwas Geduld. Meditation und Imagination kann man lernen wie ein Musikinstrument oder eine Sprache, man kann das Gehirn darauf trainieren wie einen Muskel. Meditation entfaltet erst mit der Zeit und durch regelmäßige Wiederholung ihre volle Wirkung. Wählen Sie die für Sie passenden Übungen aus und versuchen Sie, sie zwei Mal täglich in Ihren Tag einzubauen; falls Sie sich in einem Crash befinden, auch öfter. Idealerweise führen Sie die Übungen auch dann durch, wenn Sie keine Schmerzen haben. Es gibt auch folgende Kurzversion zur Schmerzlinderung:

Führen Sie zunächst wieder für zehn Minuten die Grundübung durch. Anschließend richten Sie Ihre Aufmerksamkeit bitte direkt auf Ihre Schmerzen. Wenden Sie sich ihnen bewusst zu. Schenken Sie ihnen Ihre volle Aufmerksamkeit. Heißen Sie sie willkommen wie einen Gast, der verletzt ist und Ihre Hilfe braucht. Stellen Sie fest, wo genau der Schmerz sich befindet und wie er sich genau anfühlt. Atmen und zählen Sie ruhig und regelmäßig weiter. Beobachten Sie, ob die Intensität des Schmerzes stets gleichbleibt oder sich verändert. Beschreiben Sie ihn in Gedanken: ist er scharf, stechend, dumpf, pochend? Grenzen Sie ihn, wenn möglich, ein: wo fängt er an, wo hört er auf? Achten Sie dabei immer wieder auf Ihre gleichmäßigen Atemzüge. Atmen Sie durch den Schmerz hindurch. Geben Sie ihm jetzt eine Farbe und eine Form. Ist er rot oder grün, gelb oder blau? Ist er wie ein Kreis mit Stacheln, wie eine scharfe Klinge, liegt er wie ein Helm um Ihren Kopf? Atmen Sie ruhig und gleichmäßig weiter. Dann stellen Sie sich vor, dass Ihr Schmerz seine Form langsam verändert und seine Grenzen beweglich werden, wie bei einem Nebelschleier oder einer Dampfwolke. Stellen Sie sich vor, dass der Schleier mal dichter, mal dünner und durchsichtiger wird, mal kleiner, mal größer und sich mit der Zeit schließlich auflöst und verflüchtigt. Wenden Sie Ihre Aufmerksamkeit jetzt wieder ganz Ihrem Atem zu. Zählen und atmen Sie noch einige Minuten sanft ein und aus.

Versuchen Sie, sich im Alltag immer mal wieder die Stimmung während der Meditationen in Erinnerung zu rufen und den Atem kurz bewusst durch sämtliche Körperregionen laufen zu lassen. Da Achtsamkeitsübungen stets auf einen ruhigen Atem fokussieren, können sie auch bei Atemproblemen durch Long Covid hilfreich sein. Anderenfalls kann eine gezielte Atemtherapie in Erwägung gezogen werden.

Sie können sich unsere Übungen von einer vertrauten Person mit Ihnen angenehmer Stimme aufnehmen lassen, sprechen sie einfach selbst auf oder nutzen unser Hörbuch. Anderenfalls finden Sie im Internet zahlreiche Anleitungen und Videos zu Meditation und Entspannung. Empfehlenswert sind z.B. die Achtsamkeitsmeditationen von Jon Kabat-Zinn selbst, speziell die »Body Scan Exercise« (bei

YouTube, in englischer Sprache), »Stressfrei durch Meditation« von Maren Schneider (YouTube), die frei zugänglichen Downloads zum Buch »Schmerzfrei durch Achtsamkeit« (Penman & Burch 2015) oder das Buch mit CD »Achtsamkeit und Schmerz« (Derra & Schilling 2022). Viele Krankenkassen bieten kostenlose Meditations-Apps und Online-Kurse ohne Registrierung an.

9.2 Imaginationsübungen

Bestimmt kennen Sie die Situation, dass Sie in Gedanken bevorstehende oder befürchtete Ereignisse durchspielen und Ihr Körper darauf mit Symptomen wie Herzklopfen, Engegefühl im Brustraum oder Schwitzen reagiert; Ähnliches gilt, wenn Sie nachts von einem Albtraum geweckt werden. Bilder im Kopf können also physiologische Effekte auslösen. Diesen Prozess kann man auch umgekehrt nutzen, indem man wohltuende Bilder im Kopf hervorruft und angenehme Situationen durchspielt. Studien zeigen, dass Gehirn und Körper darauf oft fast in derselben Weise reagieren, als würden die Ereignisse tatsächlich stattfinden. Deshalb wird in der Psychotherapie seit Jahrzehnten die hilfreiche Wirkung der Imagination, d. h. der inneren Bilder genutzt.

Wenn es Ihnen schwerfällt, sich etwas bildlich vorzustellen, können Sie eine kleine Vorübung machen: Schauen Sie sich eine Fotografie an, z. B. in einer Zeitschrift oder im Internet. Betrachten Sie sie genau und beschreiben sie in allen Einzelheiten. Dann schließen Sie Ihre Augen und beschreiben das Bild erneut.

Memory-Technik

Einen guten Einstieg bieten Erinnerungen an konkrete eigene Erlebnisse. Suchen Sie sich einige besonders angenehme aus Ihrer Vergangenheit heraus, zum Beispiel einen Tag als Teenager im Freibad, eine ausgelassene Feier mit Freund:innen, eine schöne Liebesnacht, eine Wanderung durch die Berge. Sie können auch ein Ranking Ihrer zehn schönsten Erinnerungen erstellen. Ein erster Effekt ist hierbei oft, dass man sich dessen bewusst wird, wie viele schöne Dinge man in seinem

Leben bereits erlebt hat. Dies ist eine Art Schatz, eine kostbare Sammlung, auf die Sie stets zurückgreifen und die Sie auch in Ihrem Inneren Zuhause unterbringen können. Und vielleicht wird Ihnen dabei deutlich, dass nicht alle Menschen das Glück haben, eine so große Sammlung zu besitzen.

Legen oder setzen Sie sich an einen ruhigen Ort. Machen Sie die Grundübung (Zählmeditation). Rufen Sie sich eine Ihrer schönsten Erinnerungen ins Gedächtnis, zum Beispiel als Teenager im Freibad: Wie hat es dort ausgesehen? Was hatten Sie an? Mit wem waren Sie dort? Gehen Sie nun Ihre fünf Sinne durch: Welche Geräusche haben Sie gehört? Das Kreischen von Kindern, das Platschen auf dem Wasser, die Trillerpfeife des Bademeisters, das Rauschen von Bäumen? Welche Gerüche haben Sie in Erinnerung? Chlorwasser, Sonnenmilch, Pommes Frites? Wie warm war es? Wie fühlte sich die feuchte Badekleidung auf Ihrer Haut an? Oder Ihre Fußsohlen auf dem heißen Steinboden? An welche Geschmäcker erinnern Sie sich? Coca-Cola, Bratwurst, Kaugummi? Was haben Sie an diesem Tag erlebt und wie klang er am Abend aus?
Das Gleiche können Sie mit jeder beliebigen Erinnerung durchführen. Auch wenn es sich »nur« um einen kleinen Spaziergang im Park bei Ihnen um die Ecke handelt. Nach etwa 15 Minuten führen Sie abschließend wieder für einige Minuten die Zählübung durch.

Vielleicht ist es manchmal auch mit Traurigkeit verbunden, sich an diese schönen Momente zu erinnern, weil es Ihnen verdeutlicht, was Ihnen heute alles fehlt und wie sehr Sie es vermissen. Die Erinnerungen sind sozusagen bitter-süß. Aber niemand kann Ihnen diese Erfahrungen nehmen und Sie können sie im Geiste wiederholen, so oft Sie möchten. Ihr Körper und Ihr Gefühlsleben werden mit der Zeit wahrscheinlich überwiegend positiv darauf reagieren.

Sollten während dieser Übungen Bilder von stark belastenden Erfahrungen aus Ihrer Vergangenheit auftauchen, ist es ratsam, die Imaginationsverfahren unter Anleitung eines:r Therapeuten:in durchzuführen.

Urlaubsreisen im Kopf

Da viele von ME/CFS und Long Covid Betroffene nicht in der Lage sind, größere Reisen zu unternehmen, können Sie Ihre Vorstellungskraft weiter ausbauen, indem Sie in Ihrer Phantasie auf Reisen gehen. Man kann die Fähigkeit zur Imagination ebenfalls wie einen Muskel trainieren. Suchen Sie sich ein Land aus, das Sie gerne besuchen würden oder wo Sie schon einmal waren. Schauen Sie sich gegebenenfalls Fotos, eine Dokumentation oder Reiseberichte dazu im Internet an.

Beginnen Sie bitte wieder mit der Grundübung, um sich einzustimmen. Stellen Sie sich anschließend vor, Sie wachen am ersten Morgen am Urlaubsort in Ihrem Bett auf. Das kann sich in einem Hotel in Tokio befinden, in einer Ferienwohnung an der Ostsee oder in einer einsamen Berghütte in den Schweizer Alpen. Stehen Sie im Geiste auf und begeben sich zum Frühstück. Was genau essen Sie und wie schmeckt es? Dann gehen Sie auf Erkundungstour. Achten Sie wieder besonders auf die sinnlichen Aspekte: der Geruch von grünem Tee oder frischem Heu, die Farben der Leuchtreklame oder der Sonnenflecken auf dem Waldboden, der Geschmack einer deftigen Brotzeit oder von Sushi, das Knattern von Mopeds oder die Stille auf einem Berggipfel. Tauchen Sie in jeden einzelnen Moment so tief und lange ein wie Sie möchten. Verbringen Sie auf diese Weise einen für Sie perfekten Urlaubstag. Schließen Sie die Übung wieder mit Atmen und Zählen ab.

Zugegeben: Eine Reise im Kopf mag ein schwacher Trost für eine reale Reise sein. Aber bei der Vielzahl von Einschränkungen durch unsere Erkrankung nehmen wir alles, was wir kriegen können, das uns ein wenig Linderung, Abwechslung und Freude bringt.

Innere Helfer

Hier können Sie ebenfalls die Möglichkeiten der Visualisierung nutzen und sich eine Person, ein Tier oder eine Phantasie-Figur vorstellen. Diese sollte drei Eigenschaften besitzen: Weisheit, Güte und Mitgefühl. Es kann eine alte Indianerin sein, ein erfahrener Coach, ein sprechender Bär, eine Heilige, ein Einsiedler, eine kluge Therapeutin. Spielen Sie vor Ihrem geistigen Auge verschiedene Varianten durch, bis Sie das Richtige für sich gefunden haben. Sie können auch eine Zeichnung davon anfertigen und der Person bzw. Figur einen Namen geben.

Eine weitere Möglichkeit besteht darin, eine reale Person zu wählen, der Sie vertrauen und die Sie um Rat fragen würden, zum Beispiel den Dalai Lama, Mutter Teresa, Nelson Mandela oder Jane Goodall. Hilfreich kann es auch sein, Persönlichkeiten auszusuchen, die trotz schwerer Krankheit ein erfülltes Leben geführt haben bzw. führen, zum Beispiel die Pionierin des modernen Gesundheitswesens Florence Nightingale oder den Naturforscher Charles Darwin. Beide litten nach einem Infekt über Jahrzehnte an einer ME/CFS-ähnlichen Erkrankung und waren über längere Phasen bettlägerig. Beide wurden an jedem Tag, wo es ihnen etwas besser ging, geistig aktiv und produktiv. Der Astrophysiker Stephen Hawking verbrachte den Großteil seines Lebens fast vollständig gelähmt im Rollstuhl, behielt aber seine Schaffenskraft, seine Neugier und seinen Humor bei. Die Malerin Frida Kahlo musste nach einem schweren Unfall als junge Frau viele Jahre im Bett verbringen und begann mit Hilfe spezieller Vorrichtungen im Liegen zu malen. Die Dichterin Emily Dickinson, die vermutlich Autistin war, verbrachte rund zwanzig Jahre ihres Lebens in ihrem Zimmer und schrieb zahllose Gedichte, die später zur Weltliteratur gehörten. Auch die Schauspieler Michael J. Fox und Samuel Koch oder die Sportlerin Kristina Vogel sind schwer erkrankt und versuchen trotz allem, ihr Leben so gut es geht zu meistern. Vielleicht fallen Ihnen weitere Beispiele ein. Sie können Biografien über diese Persönlichkeiten lesen, sich Dokumentationen anschauen – und sie eben auch in Ihrer Vorstellung besuchen.

Schließen Sie die Augen und beginnen Sie wieder mit der Grundübung. (Für diese Übung wählen wir das Beispiel einer männlichen Person.) Dann stellen Sie sich bitte einen Ort vor, an dem Ihr Innerer Helfer sich aufhält. Es sollte ein ruhiger und geschützter Ort sein. Vielleicht ist es ein Wohnzimmer mit gemütlichen Sesseln oder eine Praxis mit einem großen Bücherregal, eine »Villa Kunterbunt« oder ein Kloster in Tibet. Nehmen

Sie wieder die sinnlichen Eindrücke wahr. Wie riecht es an diesem Ort? Welche Geräusche hören Sie? Welche Details sehen Sie? Vielleicht bietet Ihr Helfer Ihnen ein Getränk oder Kekse an. Wie schmecken sie? Betrachten Sie Ihren Helfer. Wie sieht er aus? Wo sitzt er? Ihr Helfer ist freundlich und Ihnen aufmerksam zugewandt. Vielleicht möchten Sie nur eine Weile schweigend Zeit bei ihm verbringen, weil schon seine Anwesenheit eine beruhigende Wirkung auf Sie hat und Sie wissen, dass er Sie versteht. Vielleicht möchten Sie ihm etwas erzählen oder ihn um Rat fragen. Malen Sie sich aus, was der Innere Helfer Ihnen antworten würde. Ruhen Sie noch eine Weile dort aus. Nach etwa 15 Minuten beenden Sie die Imagination dann wieder mit der Zählübung.

Sie können Ihre Inneren Helfer jederzeit bei sich tragen und sich vergegenwärtigen. In schwierigen Momenten können Sie sich fragen: »Was hätte Frida Kahlo an meiner Stelle getan?« oder »Was würde mein innerer Coach mir jetzt raten?« Natürlich wissen Sie nicht mit Sicherheit, was die (realen) Betreffenden sagen oder tun würden, Sie sollen es lediglich vermuten. Wenn Sie möchten, können Sie auch mehrere Innere Helfer erfinden.

Falls Sie sich fragen, was es für einen Sinn haben soll, in Ihrer Phantasie Figuren aufzusuchen, die es gar nicht gibt oder die Sie nicht kennen: Es geht hier weniger um gedankliche Spielereien, sondern darum, Ihre eigenen inneren Kräfte zu aktivieren, die helfen, besser mit Ihrer Erkrankung und deren Belastungen fertigzuwerden. Die Imagination ist dafür oft ein wirksameres Instrument als der reine Verstand, da sie unbewusst vorhandene Ressourcen mobilisieren und zum Vorschein bringen kann.

9.3 Grübel-Stopp und Problem-Sprechstunde

Wer viel liegen muss, viel Zeit hat und sich in einer belastenden, unsicheren Lebenssituation befindet, neigt beinahe zwangsläufig dazu, viel und intensiv nachzudenken. Manchmal wird das Denken dann zunehmend von Ängsten und Grübeleien beherrscht: Wie werde ich den heutigen Tag überstehen? Schaffe ich es, mir ausreichend Hilfe zu organisieren? Welche Schäden wird der Bewegungsmangel in meinem Körper anrichten? Wie soll meine Zukunft aussehen? Werde ich je wieder gesund? Man hat Angst vor einem anstehenden Arztbesuch, vor dem nächsten Crash oder einer Verschlechterung seines Zustandes. Manchmal sind diese Gedanken sinnvoll und die Befürchtungen berechtigt. Manchmal kreisen sie aber auch endlos im Kopf, und man kann sie einfach nicht abstellen. Dies kostet emotionale Kraft. Die ständig erhöhte Aktivität von Neurotransmittern und elektrischen Impulsen im Gehirn verbraucht zusätzliche Energie.

Bestimmt ist Ihnen schon aufgefallen, dass es oft die immer gleichen Gedanken und Fragen sind, die in Ihrem Kopf rotieren. Und dass sie oft umso hartnäckiger sind, je mehr Sie versuchen, sie zu verscheuchen.

Zunächst ist es wichtig, sich klar zu machen: Gedanken sind meist keine Fakten. Auch nicht, wenn sie als solche erscheinen. Sie entstehen in Ihrem Gehirn und mit Ihrem Gehirn können Sie sie auch unter Kontrolle bringen.

Schritt 1: Wenn Sie bemerken, dass Sie in einer Grübel-Schleife festhängen, nehmen Sie sich einen Moment Zeit und wenden Sie sich den Gedanken ganz bewusst zu. So, wie man sich etwa überdrehten Kindern oder anderen Quälgeistern zuwendet, die unentwegt an einem ziehen und rütteln.
Betrachten Sie Ihre Gedanken einzeln und in Ruhe. Um welche Probleme handelt es sich konkret?
Nehmen Sie Ihr Tagebuch zur Hand und notieren Sie jeden einzelnen Gedanken, jedes einzelne Problem. Oft stellt man dabei wie gesagt fest, dass es nur einige wenige Gedanken sind, die sich unentwegt wiederholen. Manchmal sind auch es ganze Gedankenketten: »Heute muss ich für den Besuch meiner Tochter meine Kraftration überziehen, dadurch werde ich morgen im Crash landen, das wird meine Energie weiter einschränken und ich schaffe den Einkauf übermorgen nicht, dann muss ich meine Freundin um Hilfe bitten, aber sie hat donnerstags keine Zeit

usw.«. Zerlegen Sie in diesem Fall die jeweilige Kette in ihre einzelnen Bestandteile und notieren Sie diese.
Dann klappen Sie das Buch zu, legen es weg und sagen sich gegebenenfalls laut: »Jetzt im Moment brauche ich unbedingt Ruhe (habe ich keine Kraft, keine Zeit, möchte ich schlafen, fernsehen usw.), aber später werde ich mich ausgiebig darum kümmern, versprochen!« Wenn das Grübeln nach einer Weile wieder losgeht und neue Gedanken dabei sind, wiederholen Sie den Vorgang.
Kommen die Gedanken im Minutentakt wieder, können Sie sich auch ein körperliches Signal geben, zum Beispiel mit der Faust einmal auf die Handfläche schlagen und sagen: »Stopp! Jetzt nicht! Ich kümmere mich später darum!« So kann Ihr Gehirn lernen, die Endlosschleifen zu unterbrechen. Sie gewinnen mit der Zeit inneren Abstand vom Grübeln und mehr Kontrolle über Ihr Denken.

Schritt 2: Legen Sie eine konkrete Zeit fest, zu der Sie sich um Ihre Probleme kümmern möchten, zum Beispiel Dienstag und Donnerstag von 11 bis 12 Uhr. Dies ist Ihre »Problemsprechstunde«.
Nehmen Sie zu dieser Zeit Ihr Tagebuch zur Hand. Treffen Sie folgende Unterscheidung: Welche Probleme stehen *unmittelbar* und *real* an? Und wo handelt es sich um Ängste vor Ereignissen, die *vielleicht eintreten, vielleicht aber auch nicht?*
Bei den unmittelbaren Problemen können Sie überlegen:

- Was kann ich konkret tun, um das Problem zu lösen?
- Was sagen meine Inneren Helfer?
- Wie habe ich solche Situationen in der Vergangenheit gemeistert?
- Wen könnte ich um Rat fragen?

Machen Sie eine Rangfolge: Gehen Sie das dringendste oder nächstliegende Problem zuerst an, dann das weiter entfernt liegende usw. Im Kopf kommen die Probleme immer gern alle auf einmal, in der Realität jedoch meist nur eins nach dem anderen.

Im Hinblick auf generelle Ängste können Sie versuchen, realistische Wahrscheinlichkeiten abzuschätzen:

- Wie wahrscheinlich ist es, dass dieses Ereignis wirklich eintritt?
- Wie oft habe ich es selbst oder bei Menschen in meinem nahen Umfeld erlebt?
- Wie häufig sind meine schlimmen Befürchtungen in der Vergangenheit genauso eingetroffen, wie ich es erwartet hatte?
- Wie häufig sind diese Befürchtungen *nicht* eingetroffen?

Schritt 3: Sie können jeweils eine kleine Statistik anfertigen, z.B. in Form eines Tortendiagramms. Tragen Sie den möglichst realistischen Anteil der Wahrscheinlichkeiten als Tortenstücke ein. Ein bekanntes Beispiel: 0,000002 % Wahrscheinlichkeit, dass das Flugzeug abstürzt, 99,9 % Sicherheit, dass es heil ankommt. Oder: 30 %, dass ich niemanden finde, der am Donnerstag für mich einkauft, 70 % Sicherheit, dass doch noch jemand einspringen kann.

Künftig können Sie versuchen, gedanklich stärker auf das größere Tortenstück zu fokussieren, nämlich auf die 99 oder auch 70 Prozent Sicherheit, statt ausschließlich auf das Risiko. Wenn Ihre Problem-Sprechstunde beendet ist, klappen Sie das Buch wieder zu und legen es weg, auch wenn nicht alle Probleme gelöst sind. Morgen ist auch noch ein Tag, und es gibt eine weitere Sprechstunde, in der Sie die nächsten Probleme angehen können.

Da Sie jeden einzelnen Tag mit Ihren Einschränkungen und teils starken Symptomen konfrontiert sind, beherrscht die Krankheit manchmal das gesamte Denken und Fühlen. Selbst wenn es Ihnen eine Weile etwas besser geht und Sie mit angenehmen Dingen beschäftigt sind, ist die Krankheit im Hinterkopf immer präsent. Das ist verständlich, dennoch können mitunter kleine Fluchten notwendig und hilfreich sein, um Ihre Psyche zu entlasten. Es ist schwierig, aber nicht unmöglich, das seelische Befinden zeitweise vom körperlichen abzukoppeln. In Ihren Phantasie-Reisen und beim Grübel-Stopp haben Sie dazu schon einige Erfahrungen gesammelt. Sie können diese weiter in Ihren Alltag integrieren, indem Sie zum Beispiel an besseren Tagen ganz bewusst voll in den jeweiligen Moment eintauchen, die Gedanken an die Krankheit mittels Grübel-Stopp ausblenden und sich ihnen dann zu gegebener Zeit wieder zuwenden. Vielleicht gelingt es Ihnen, in kurzen Phasen ein Gefühl von etwas mehr Leichtigkeit und Normalität zu erleben. Auf diese Weise haben Sie wenigstens hin und wieder eine kleine »Auszeit« vom Kranksein.

Schlusswort

Es ist uns bewusst, dass nicht alle der in diesem Buch beschriebenen Methoden für jede:n geeignet sind. Angesichts der Schwere ihrer Erkrankung mögen einige Übungen manchen wie reiner Hohn erscheinen. Wir möchten daher noch einmal betonen, dass es uns nicht darum geht, den Erkrankten die Verantwortung für den Umgang mit ihrer Erkrankung quasi selbst zuzuschieben, während in Forschung und medizinischer Versorgung weiterhin eklatante Mängel bestehen.

Die Umsetzung der von der Bundesregierung verabschiedeten Maßnahmen zu Long Covid und ME/CFS vollzieht sich bislang leider schleppend. Noch immer zweifeln manche Ärzt:innen an Long Covid und ME/CFS als eigenständigen Krankheitsbildern. Dies war leider bis vor Kurzem auch in wichtigen Informationsquellen wie Wikipedia der Fall, wo Einzelne sämtliche Neuerungen blockieren. Noch immer werden Patient:innen offen oder verdeckt in die »Psycho-Schublade« gesteckt und bereits gestellte »G-Diagnosen« (neurologische Erkrankung) von Gutachter:innen kurzerhand wieder in »F-Diagnosen« (psychische Erkrankung) umgewandelt. Die wenigen Forscher:innen auf dem Gebiet von Long Covid und ME/CFS mussten beim Gesundheitsministerium regelrecht um die Einhaltung der Zusagen und weitere Gewährung von Forschungsgeldern betteln. Patient:innen werden in Rehas weiterhin zu schädlichen Aktivierungstherapien genötigt und kommen kränker aus der Klinik, als sie hineingegangen sind. Viele Betroffene leben nach wie vor in einer unerträglichen und menschenunwürdigen Situation, manche vegetieren seit Jahren in ihrer Wohnung. Und noch immer werden Patient:innen aus Unkenntnis oder Unwillen Behandlungen vorenthalten, die zumindest ihre schwersten Symptome lindern könnten, oder die Krankenkassen übernehmen die Kosten nicht. Dies sind unhaltbare Zustände.

Wir brauchen daher dringend eine voll umfängliche medizinische Versorgung, das zügige Voranbringen der Forschung und den umgehenden Einsatz symptomorientierter Behandlungen, bis eine kausale Therapie gefunden ist.

Patientenverbände leisten seit vielen Jahren Arbeit auf hohem fachlichem Niveau und regen wichtige gesundheitspolitische Veränderungen an. Dies ist von unschätzbarem Wert, und die Verbände brauchen jede nur denkbare Form der Unterstützung.

Unser Buch dient also als eine Art Notbehelf und hat vor allem drei Anliegen: die Stärkung und Begleitung Betroffener, die Verhinderung einer Verschlimmerung oder Chronifizierung ihrer Erkrankung und die weitere Aufklärung der im Gesundheitswesen Tätigen.

Dank

Katharina Jänicke: Mein größter Dank gilt meiner Familie, ohne ihre fortwährende Unterstützung wäre es mir nicht möglich gewesen, an der Entstehung dieses Buches mitzuwirken. Ich danke auch den Online-Selbsthilfegruppen und -Kursen, in denen ich das Pacing erlernen konnte. Dort sind viele wertvolle Gedanken für das Buch entstanden.

Andrea Brackmann: Ich danke meiner Psychotherapeutin P. H. für ihre unermüdliche, mitfühlende und pragmatische Begleitung. Sie hilft mir, den jahrelangen Krankheitsmarathon durchzuhalten und hat indirekt viel zu diesem Buch beigetragen.

Wir beide danken unseren Lektorinnen Katharina Colagrossi und Sandra Aichele für den lebhaften Austausch von Ideen und ihr Verständnis für unsere besondere Situation bei der Realisierung des Buchprojektes.

Literatur

Action for ME (2020): *Pacing for people with M. E.: A detailed guide to managing energy, rest and activity for adults with mild/moderate M. E.* https://www.actionforme.org.uk/uploads/pdfs/Pacing-for-people-with-ME-2022.pdf. Abgerufen am 12.06.2023

Arbeitsgemeinschaft wissenschaftlich medizinischer Fachgesellschaften AWMF, Hrsg.: Christian Gogoll (2023): *Leitlinie Long/Post Covid Syndrom.*

Bell, David S. (1995): *The Doctor's Guide to Chronic Fatigue-Syndrome.* Boston: Da Capo Press.

Carruthers, B. M. et al. (2011): Myalgic Encephalomyelitis: International Consensus Criteria. In: *Journal of internal medicine.* Vol. 270, 4, 327–338.

Centers for Disease Control and Prevention (2021): *Treatment of ME/CFS.* www.cdc.gov/me-cfs/treatment/index.html. Abgerufen am 12.06.2023.

Dahl, Ingebjørg M. (2018): *Classic Pacing for a Better Life with ME.* Lyngsmyr: Lyngsmyr AS Publishing.

Derra, Claus & Schilling, Corinna (2022): *Achtsamkeit und Schmerz. Stress, Schlafstörungen, Stimmungsschwankungen und Schmerz wirksam lindern.* Stuttgart: Klett-Cotta.

Geoffrey E. Moore et al. (2023): *Recovery from Exercise in Persons with Myalgic Encephalomyelitis/Chronic Fatigue Syndrome (ME/CFS).* www.pubmed.ncbi.nlm.nih.gov/36984572. Abgerufen am 14.06.2023.

Goudsmit, Ellen (2005): *Pacing bei CFS: Eine Anleitung für Patienten.* www.cfs-aktuell.de/index-Dateien/Goudsmit.pdf. Abgerufen am 12.06.2023.

Haffke, Milan et al. (2022): Endothelial dysfunction and altered endothelial biomarkers in patients with post-COVID syndrome and chronic fatigue syndrome (ME/CFS). In: *Journal of Translational Medicine*. Vol. 20, 1, 138.

Hartlieb, Marie-Christine (2021): *Psychotherapeutisch orientierte Behandlungen beim Chronic Fatigue Syndrome.* www.psychotherapie-wissenschaft.info/index.php/psywis/article/view/3250/4714. Abgerufen am 14.06.2023.

IQWiG (2023): *Institut für Qualität und Wirtschaftlichkeit im Gesundheitswesen: Aktueller Kenntnisstand zu ME/CFS.*

Jason, Leonard A. (2013): *Energy Conservation/Envelope Theory Interventions to Help Patients with Myalgic Encephalomyelitis/Chronic Fatigue Syndrome. Fatigue* (Abingdon, Eng. Print). 1 (1–2): 27–42.

Jason, Leonard A. et al. (2008). The Energy Envelope Theory and myalgic encephalomyelitis/chronic fatigue syndrome. *AAOHN journal: official journal of the American Association of Occupational Health Nurses*, 56 (5): 189–195.

Jason, Leonard A. et al. (2021): Risks for Developing Myalgic Encephalomyelitis/Chronic Fatigue Syndrome in College Students Following Infectious Mononucleosis: A Prospective Cohort Study. *Clinical Infectiuos Diseases*, Vol. 73, Issue 11, e3740–e3746.

Kabat-Zinn, Jon (1999): *Stressbewältigung durch die Praxis der Achtsamkeit.* Freiamt: Arbor.

Kabat-Zinn, Jon (2023): *Achtsam mit dem Schmerz. Das MBSR-Programm bei chronischen Beschwerden.* München: O.W. Barth.

Kedor, C. et al. (2022): A prospective observational study of post-COVID-19 chronic fatigue syndrome following the first pandemic wave in Germany and biomarkers associated with symptom severety. In: *Nature Communications*. Vol. 13, 1, 30, S. 5104.

ME Association (2015): *ME/CFS Illness Management Survey Results.* www.meassociation.org.uk/wp-content/uploads/MEA-ILLNESS-MANAGEMENT-REPORT-MAY-2015.pdf. Abgerufen am 14.06.2023.

Myhill, Sarah (2018): *Diagnosis and Treatment of Chronic Fatigue Syndrome and Myalgic Encephalitis.* White River Junction: Chelsea Green Publishing.

National Institute for Health and Care Excellence (2021): *Myalgic encephalomyelitis (or encephalopathy)/Chronic fatigue syndrome: diagnosis and management NICE guideline.* www.nice.org.uk/guidance/ng206/resources/myalgic-encephalomyelitis-or-encepha lopathychronic-fatigue-syndrome-diagnosis-and-management-pdf-66143718094021. Abgerufen am 12.06.2023.

Nijs, J. et al. (2012): In the mind or in the brain? Scientific evidence for central sensitisation in chronic fatigue syndrome. In: *European journal of clinical investigation*, Vol. 42, 2, 203–212.

O'Connor, Kelly et al. (2017): Energy envelope maintenance among patients with myalgic encephalomyelitis and chronic fatigue syndrome: Implications of limited energy reserves. *Chronic Illness* 2019 (1): 51–60.

Penman, Dany & Burch, Vidyamala (2015): *Schmerzfrei durch Achtsamkeit. Die effektive Methode zur Befreiung von Krankheit und Stress.* Reinbek: Rowohlt.

Penman, Kirsty & Woolnough, Katherine (2012): *CFS/ME Self Management Workbook.* www.torbayandsouthdevon.nhs.uk/uploads/25262.pdf. Abgerufen am 09.03.2023.

Reith, Sibylle (2018): *ME/CFS erkennen und verstehen: Was wir wissen – und was wir nicht wissen über das Chronische Erschöpfungssyndrom.* Selfpub, Tredition.

Renz-Polster, Herbert & Scheibenbogen, Carmen (2022): Post-COVID-Syndrom mit Fatigue und Belastungsintoleranz: Myalgische Enzephalomyelitis bzw. Chronisches Fatigue-Syndrom. In: *Harrisons Innere Medizin* 63, 830–839. Stuttgart: Thieme.

Schäfer, Hendrik et al. (2023): Altered tissue oxygenation in patients with post COVID-19 syndrome. In: *Microvascular Research*, Vol. 148, 58–64.

Scheibenbogen, Carmen et al. (2023): Myalgische Enzephalomyelitis/Chronisches Fatigue-Syndrom: Interdisziplinär versorgen. *Deutsches Ärzteblatt*, 120(20): A-908/B-780.

Shepherd, Charles (1999): *Living with ME, the Chronic/Post-Viral Fatigue Syndrome.* London: Vermillion, Ebury Press.

Shepherd, Charles (2022): *Long Covid and ME/CFS – Are they the same?* www.meassociation.org.uk

Strienz, Joachim (2015): *Leben mit chronischer Erschöpfung – CFS.* München: Zuckschwerdt.

Tokumasu, Kazuki et al. (2022): Clinical Characteristics of Myalgic Encephalomyelitis/Chronic Fatigue Syndrome (ME/CFS) Diagnosed in Patients with Long COVID. In: *Medicina.* Band 58, Vol. 7, 850.

Weingarten, Kaethe (2010): *Reasonable hope: construct, clinical applications, and supports.* https://pubmed.ncbi.nlm.nih.gov

Anlaufstellen und Webadressen

Bundesministerium für Bildung und Forschung: Informationen zur Versorgung und Rehabilitation bei Long Covid, Post Covid und ME/CFS: www.gesundheitsforschung-bmbf.de

Bündnis ME/CFS: www.buendnis-mecfs.de (Patientenvereinigung)

Charité Berlin Post-Covid Fatigue Centrum Berlin: cfc.charite.de (Kompetenzzentrum, Klinikum)

Deutsche Gesellschaft für ME/CFS e.V. (Patientenorganisation): www.mecfs.de

Ebenfalls dort: Versorgung von Patient:innen mit (sehr) schwerem ME/CFS: www.mecfs.de/versorgung-schweres-mecfs

Elterninitiative ME/CFS-kranke Kinder und Jugendliche München: www.mecfs-kinder-muc.de

Fatigatio e.V.: www.fatigatio.de (Patientenorganisation)

Kinderpoliklinik des Klinikums Schwabing: www.muenchen-klinik.de

Long Covid Deutschland: www.longcoviddeutschland.de (Patientenorganisation; Listen von Post-Covid-19-Ambulanzen und Rehabilitationskliniken)

Lost Voices Stiftung: www.lost-voices-stiftung.org (Interessenverband)

#MillionsMissing Deutschland: www.millionsmissing.de (Netzwerk von Betroffenen und Unterstützern)

Nicht Genesen Kids: www.nichtgenesenkids.de (Elterninitiative, für Eltern betroffener Kinder und Jugendlicher)

Österreichische Gesellschaft für ME/CFS: www.mecfs.at (Patientenorganisation)

Schweizerische Gesellschaft für ME&CFS: www.sgme.ch (Patientenorganisation)

Sozialpädiatrisches Zentrum (SPZ) der Universität Würzburg. www.uni-wuerzburg.de (Online-Kurse für von ME/CFS betroffene Kinder und Jugendliche sowie deren Eltern und Lehrer:innen)

Übersicht Download Material

Arbeitsblätter: